专用于民政职业技能鉴定　国家职业资格培训教程

孤残儿童护理员
（高级技能）

民 政 部 人 事 司
民政部社会福利和慈善事业促进司　　组织编写
民政部职业技能鉴定指导中心
中 国 收 养 中 心

中国社会出版社

图书在版编目（CIP）数据

孤残儿童护理员（高级技能）/民政部人事司，民政部
社会福利和慈善事业促进司，民政部职业技能鉴定指导中
心，中国收养中心编. —北京：中国社会出版社，2010.11

ISBN 978—7—5087—3389—0

Ⅰ.①孤… Ⅱ.①民…②民…③民…④中… Ⅲ.①儿童
教育：特殊教育—技术培训—教材②儿科学：护理学—技术
培训—教材 Ⅳ.①G76②R473.72

中国版本图书馆 CIP 数据核字（2010）第 199951 号

书　　名：孤残儿童护理员（高级技能）
编　　者：民政部人事司
　　　　　民政部社会福利和慈善事业促进司
　　　　　民政部职业技能鉴定指导中心
　　　　　中国收养中心
责任编辑：王秀梅　杨　晖

出版发行：中国社会出版社　　　　　邮政编码：100032
通联方法：北京市西城区二龙路甲 33 号
　　　　　电话：编辑部：（010）66016392　　　（010）66078622
　　　　　传　真：（010）66078622
网　　址：www. shcbs. com. cn
经　　销：各地新华书店

印刷装订：中国电影出版社印刷厂
开　　本：170mm×240mm　1/16
印　　张：9
字　　数：170 千字
版　　次：2010 年 11 月第 1 版
印　　次：2013 年 8 月第 3 次印刷
定　　价：25.00 元

《孤残儿童护理员国家职业资格培训教程》编审委员会

主　　任：戴均良　陆　颖　蒋昆生　张世峰
副 主 任：甄炳亮　濮　洁　徐建中　甘薇薇
委　　员：徐　华　李　浩　杨凤欣　刘建华
　　　　　王晓东　铁　玲　杨根来

《孤残儿童护理员国家职业资格培训教程》编审人员

主　　编：朱丽平
撰稿专家：朱丽平　魏国荣　曾凡林　卢亦鲁
审稿专家：徐润华　徐桂荣　赵悌尊　赵祖安　扈　鸣
插　　图：李法明　陈翘翘　徐　成

序

为推动孤残儿童护理员职业培训和职业技能鉴定工作的开展，在儿童福利机构从业人员中推行国家职业资格证书制度，在"比利时国际助残"的大力资助下，民政部社会福利和慈善事业促进司与人事司委托中国残疾儿童康复培训中心、中国收养中心组织相关专家编写了《孤残儿童护理员国家职业资格培训教程》（以下简称《教程》）。

本《教程》紧紧围绕《孤残儿童护理员职业标准》（以下简称《标准》），内容上力求清晰易懂，突出职业特色；结构上针对职业活动的特点，按照功能模块化的方式，分为高级、中级、初级等三个等级进行编写。《教程》技能要求部分的章对应于《标准》第三章中的"职业功能"，节对应于第三章的"工作内容"，节中阐述的内容对应于第三章的"技能要求"和"相关知识"等内容。根据《标准》的要求，还专门编写了基础知识部分，基础知识包括孤残儿童护理员职业道德、儿童护理工作基础知识、儿童心理发展的特征与教育对策、儿童特殊教育基础知识、残疾儿童康复基础知识、孤残儿童护理员卫生常识、儿童安全防范知识、相关法律法规等内容，是各级别孤残儿童护理员从业的必备知识。

《教程》分基础知识与技能要求两大部分，其中技能要求又分高级技能、中级技能、初级技能。

本《教程》适用于初、中、高级孤残儿童护理员的培训，是孤残儿童护理员职业技能鉴定的指定辅导用书。

本《教程》由朱丽平、魏国荣、曾凡林、卢亦鲁老师编写，由朱丽平老师主编并统稿，徐润化、徐桂荣、赵悌尊、赵祖安、扈鸣老师审核。特别是朱丽平老师为本教程的完成付出了巨大心血。同时，在编写过程中，还得到各地儿童福利机构领导与同行们的大力支持，在此表示由衷的感谢。

中国收养中心

2010 年 10 月

前 言

新中国儿童福利事业已经走过半个多世纪的历程，在这漫长的岁月中，陪伴孤残儿童成长、承担孤残儿童照料工作的是福利机构的孤残儿童护理员。他们用心血和汗水抚育着这些患有各种先天或后天疾病的孤残儿童，使他们尽可能地享受童年的幸福和快乐，为孤残儿童的健康成长和我国儿童福利事业的发展做出了重要贡献。但是长期以来，我国儿童福利机构的儿童抚育工作缺乏明确统一的规范和标准，一线抚育人员缺乏专业技能，制约了我国儿童福利事业的专业化和可持续发展。随着国家经济社会的发展，我国孤残儿童保障水平不断提高，服务对象不断扩大，儿童福利服务的科学性和规范性越来越受到重视，这对孤残儿童护理员队伍的专业化和职业化建设提出了更高的要求。为推动孤残儿童护理员职业培训和职业技能鉴定工作的开展，在孤残儿童护理员中推行国家职业资格证书制度，民政部人事司、社会福利和慈善事业促进司委托民政部职业技能鉴定指导中心、中国收养中心组织编写了《孤残儿童护理员国家职业资格培训教程》（以下简称《教程》）。这对于建设一支素质优良的孤残儿童护理员队伍，提升福利机构孤残儿童照料水平，促进我国儿童福利事业健康发展具有十分重要的意义。

本套教程共四本，包括《孤残儿童护理员——基础知识》、《孤残儿童护理员——初级技能》、《孤残儿童护理员——中级技能》、《孤残儿童护理员——高级技能》，是专用于民政职业技能鉴定的培训教材，同时，也可作为孤残儿童护理一线从业人员与在校学生的学习资料。

丛书编写的指导思想是，以国家职业标准为依据，以职业活动为导向，突出职业培训和资质认证的实用性；在内容上，以职业技能和应掌握的知识为核心，从实际出发，兼顾知识体系的完整性和开放性。

本套教程的编审工作历时三年多，在编审过程中，力争把孤残儿童护理领域有影响的各方面人才吸收进来，博采众家之长。参与本套教程编审的既有教学、培训、科研机构的知名专家学者，又有具备丰富实践经验的一线工作者。教程编写过程中还广泛征求了孤残儿童护理从业人员、民政部业务司局等各方面的意见。此外，为了加强时效性和针对性，教程成稿后，在北京、广西等地进行了试讲，在此基础上做了进一步修改完善。可以说，本套教程是理论工作者与实践工作者成功结合的产物，是集体智慧的结晶。

本《教程》由朱丽平、魏国荣、曾凡林、卢亦鲁编写，由朱丽平主编并统稿，徐润华、徐桂荣、赵悌尊、赵祖安、扈鸣老师审核。在教程的组织编审过程中得到了比利时"国际助残"组织的大力资助，也得到了来自北京儿童医院、华东师范大学、香港复康会等专家的支持，在此一并表示感谢！

孤残儿童护理员职业资格培训教程的编写是一项探索性工作，不足之处在所难免，欢迎各使用单位和个人对教程提出宝贵意见和建议，以便教程修订时补充更正。

教程编审委员会

2010 年 10 月

目　　录

第一章　生活照料 ………………………………………… 1

第一节　清洁卫生 …………………………………………… 1

一、患有各种疾病的孤残儿童清洁卫生方法 …………… 1

二、重度残疾儿童清洁卫生方法 ………………………… 3

三、口腔疾病的护理方法 ………………………………… 5

四、压疮的护理方法 ……………………………………… 9

第二节　饮食照料 …………………………………………… 11

一、重度残疾儿童摄食功能评价 ………………………… 11

二、重度残疾儿童喂养指导 ……………………………… 13

三、重度残疾儿童喂养方法 ……………………………… 14

四、进食发生窒息的处理方法 …………………………… 18

第三节　睡眠照料 …………………………………………… 20

一、患有各种疾病的孤残儿童睡眠照料 ………………… 20

二、睡眠中发生意外的处理方法 ………………………… 23

第四节　重度残疾儿童的排泄照料 ………………………… 25

第五节　重度残疾儿童的安全保护 ………………………… 28

第二章　日常生活与保健 ………………………………… 31

第一节　孤残儿童的喂药方法 ……………………………… 31

第二节　日常生活观察 ……………………………………… 32

一、异常生命体征的表现 ………………………………… 32

二、孤残儿童疾病的观察 ………………………………… 34

三、异常排泄物观察方法 ………………………………… 43

四、常用口服药物的注意事项 …………………………… 45

第三节　实施保暖降温 …………………………………………… 47

一、早产儿暖箱使用方法 ………………………………… 47

二、高热惊厥处理方法 …………………………………… 48

第四节　预防传染病 ……………………………………………… 49

一、传染病的预防与管理 ………………………………… 49

二、常见传染病的护理 …………………………………… 53

第五节　护理记录 ………………………………………………… 73

一、重症病儿护理记录方法 ……………………………… 73

二、重症病儿病情书写方法 ……………………………… 75

第三章　康复训练 ……………………………………………… 79

第一节　肌张力与痉挛的概念 …………………………………… 79

第二节　痉挛性儿童的特点及康复训练 ………………………… 80

一、肌张力 ………………………………………………… 80

二、姿势与关节排列 ……………………………………… 80

三、关节活动度与挛缩 …………………………………… 81

四、肌力 …………………………………………………… 82

五、功能性运动 …………………………………………… 83

六、精细运动 ……………………………………………… 84

七、日常生活活动 ………………………………………… 84

八、感觉功能 ……………………………………………… 85

第三节　肌张力低下（低张）儿童的特点及康复训练 ………… 86

一、肌张力 ………………………………………………… 86

二、姿势及关节排列 ……………………………………… 86

三、关节活动及挛缩 ……………………………………… 87

四、肌力 …………………………………………………… 87

五、功能性运动 …………………………………………… 87

六、精细运动控制 ………………………………………… 87

七、日常活动 ……………………………………………… 88

八、感觉功能 ……………………………………………… 88

第四节　肌张力不稳定儿童的特点及康复训练 …………………… 88

　一、肌张力 …………………………………………………………… 88

　二、姿势及关节排列 ………………………………………………… 89

　三、关节活动及挛缩 ………………………………………………… 89

　四、肌力 …………………………………………………………… 89

　五、功能性运动 ……………………………………………………… 90

　六、精细运动控制 …………………………………………………… 90

　七、日常活动 ………………………………………………………… 91

　八、感觉功能 ………………………………………………………… 91

第五节　共济失调儿童的特点 …………………………………………… 91

　一、肌张力 …………………………………………………………… 91

　二、姿势及关节排列 ………………………………………………… 92

　三、关节活动度及挛缩 ……………………………………………… 92

　四、肌力 …………………………………………………………… 92

　五、功能性运动 ……………………………………………………… 92

　六、精细运动 ………………………………………………………… 93

　七、日常活动 ………………………………………………………… 93

　八、感觉功能 ………………………………………………………… 93

第四章　心理指导 ………………………………………………………… 95

第一节　儿童期常见情绪与行为问题的识别 ………………………… 95

　一、儿童期常见行为障碍的识别方法 ……………………………… 95

　二、儿童期常见情绪障碍的识别方法 ……………………………… 99

　三、识别儿童期常见情绪与行为问题的注意事项 ……………… 103

第二节　孤残儿童情绪与行为问题的矫正 ………………………… 104

　一、儿童行为问题的矫正 ………………………………………… 104

　二、儿童情绪问题的矫正 ………………………………………… 109

　三、儿童依恋障碍的干预 ………………………………………… 112

　四、孤残儿童情绪和行为问题的预防 …………………………… 117

第五章 培训指导 ……………………………………………… 121

　　第一节 职业培训相关知识 …………………………………… 121

　　第二节 护理查房相关知识 …………………………………… 125

参考文献 ……………………………………………………… 129

第一章　生活照料

第一节　清洁卫生

一、患有各种疾病的孤残儿童清洁卫生方法

患有先天或后天疾病的儿童由于疾病的原因，不能像正常儿童一样实施清洁卫生。往往担心为儿童进行清洁卫生时，引起各种疾病的加重和复发，影响疾病的治疗。但是，不及时给予必要的清洁卫生，反过来又对疾病的治疗和痊愈带来不利的影响。因此，对身患各种疾病的儿童一定要给予必要的清洁卫生，只是在实施清洁卫生时，孤残儿童护理员应该掌握一定的护理知识，采取必要的措施，这样完全可以预防因护理不当引发的疾病。

（一）目的

1. 保证身患各种疾病的儿童清洁、卫生和舒适。

2. 促进疾病的治疗和痊愈，并预防疾病的复发和加重。

3. 促进身体各部位的血液循环，预防压疮等并发症的发生。

4. 保证居室的整洁、卫生。

（二）不同疾病儿童清洁卫生的方法及注意事项

1. 不同疾病儿童清洁卫生的方法

身患各种疾病的儿童与正常儿童清洁卫生的操作程序与方法相同，只是在不同疾病中，进行清洁卫生时应根据疾病的特点，采取不同的对应措施和注意事项，减少并发症的发生（清洁卫生的方法见初级第一章第一节）。

2. 不同疾病儿童清洁卫生的注意事项

（1）患先天性心脏病儿童清洁卫生的注意事项

①清洁卫生前，应与医务人员取得必要的联系，了解儿童疾病的轻重状况，

根据医务人员的意见，采取不同方式的清洁卫生，如擦浴、盆浴和沐浴。

②进行沐浴时应该有医务人员配合，密切观察病情，出现问题时能及时给予处理。

③清洁卫生时应关闭门窗，室温应该比常规高出2℃左右，达到28℃～30℃左右。

④沐浴时的水温也应该偏高，达到40℃～42℃左右。

⑤沐浴时，动作要轻柔，不要损伤皮肤，因为儿童的末梢循环缺氧，溃烂时不易修复。

⑥沐浴时间应该缩短，减少儿童的缺氧和并发症。

⑦清洁卫生时避免儿童情绪激动，尽量不使儿童哭闹，减少不必要的刺激，以免加重心脏负担。

⑧身患先天性心脏病的儿童常爱出汗，要注意勤换衣服，勤用温水洗澡或用湿毛巾擦浴，以保持皮肤清洁干爽，防止因感染而加重心脏负担引起心力衰竭。

(2) 患脑脊膜膨出病儿童清洁卫生的注意事项

①沐浴前应了解脑脊膜膨出包块的部位，囊性膨出的包块是否有破溃，有破溃时只能进行擦浴，如果需要进行沐浴，应该保护好破溃的部位，防止发生继发感染。

②沐浴时，动作必须轻柔，保护好囊性膨出的包块，防止破溃感染。

③如果囊性膨出的包块位于骶尾部，沐浴时儿童只能采取侧卧位，防止压迫，造成破溃感染。

④如果囊性膨出的包块位于头颈部，沐浴时孤残儿童护理员应用手支撑和保护好囊性膨出的包块，给予保护性体位进行沐浴，防止压迫囊性膨出的包块，预防破溃感染。

⑤沐浴后，只能对囊性膨出的包块进行蘸干，不能用毛巾擦干，防止囊性膨出的包块破溃感染。

(3) 患脑积水病儿童清洁卫生的注意事项

①沐浴前应观察生命体征，如有头痛、呕吐等表现时禁止沐浴。

②沐浴的水温不易过高，以免引起疾病的加重。

③因脑积水的病儿头部体积较大，重量较重，沐浴时应注意保护好头部。

④沐浴时动作应轻柔，防止剧烈震动，造成颅压增高而加重病情。

⑤沐浴时密切观察病情变化，一旦发现问题立即停止沐浴，并及时报告医务人员。

（4）患癫痫病儿童清洁卫生的注意事项

①沐浴前儿童神志应该清醒，无抽搐，生命体征平稳。

②沐浴的水温不可过高，儿童进入浴盆时应先将双脚放入浴盆，逐渐适应水温，不可直接将儿童放入浴盆中，以免受到外界的刺激发生抽搐。

③沐浴时发生抽搐时，应立即停止沐浴并报告医务人员，同时按压人中。

（5）患肾炎病儿童清洁卫生的注意事项

①沐浴前应观察水肿的部位是否溃烂，是否能耐受沐浴。

②沐浴时水温不易过高，以免造成皮肤的损伤。

③沐浴时动作应轻柔，应注意清洗皮肤褶皱处，对水肿严重的部位清洗时防止皮肤被擦伤。

④沐浴后应选择宽松和柔软的棉制品衣服，并使床铺平整干燥，防止皮肤受伤。

二、重度残疾儿童清洁卫生方法

（一）重度残疾儿童的口腔护理

1. 目的

帮助重度残疾儿童早晚二次以及每次餐后清洁口腔。

2. 用品及准备

（1）儿童牙膏、儿童牙刷各一支。

（2）儿童漱口液、清水各一杯。

（3）毛巾、纱布各一块。

（4）大毛巾一块。

（5）口腔棉签一包。

（6）垃圾袋一个。

3. 操作步骤

（1）半卧位，用大毛巾围于颌下。

（2）对不能配合刷牙的重度障碍孤残儿童，可用干净的毛巾或纱布擦拭口腔和牙齿（图1—1—1）。

（3）对能配合的儿童，由护理员帮助刷牙（图1—1—2）。

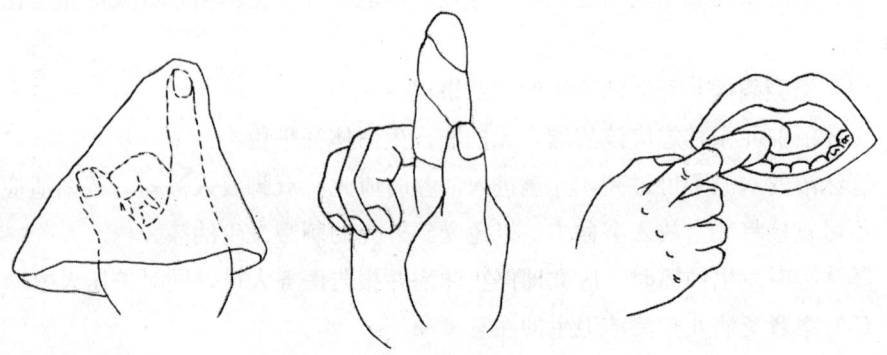

图 1—1—1　口腔清洁

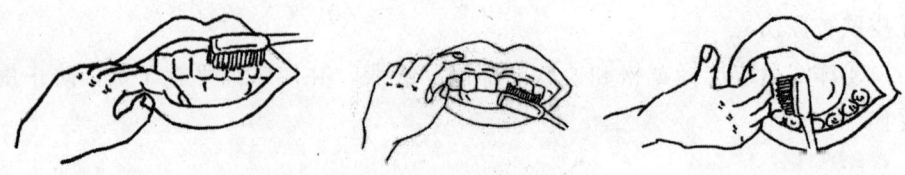

图 1—1—2　口腔清洁

（4）对无法帮助刷牙的儿童，用棉签沾儿童漱口液，清洁口腔及牙齿，一支棉签约清洁 3 颗牙齿，用过的棉签丢入垃圾袋中。

（5）最后用毛巾擦净口唇周围，并取下颌下的大毛巾。

（二）重度残疾儿童更衣方法

1. 目的

为重度残疾儿童更换清洁衣裤，保持个人的卫生。

2. 用品及准备

（1）干净衣服一套。

（2）桌子一张（视需要）。

3. 操作步骤

（1）能够坐的儿童更衣。要培养他们的自理能力，护理员就在他的身边合适的位置，进行手把手教穿脱衣服（图 1—1—3）。

（2）痉挛儿童更衣（图 1—1—4）。

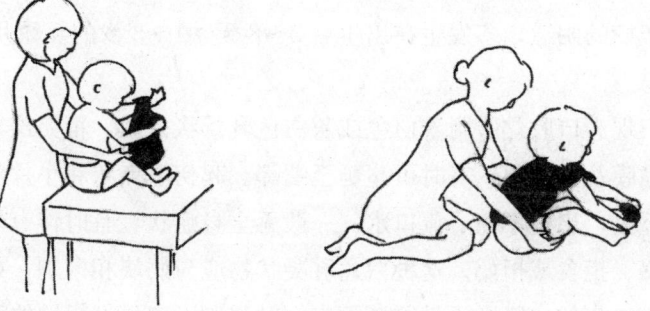

a. 穿衬衫　　　　　　　b. 穿袜子

图 1—1—3

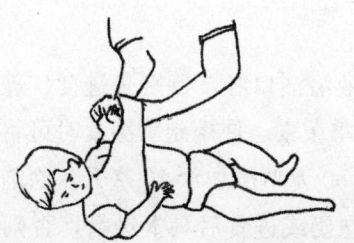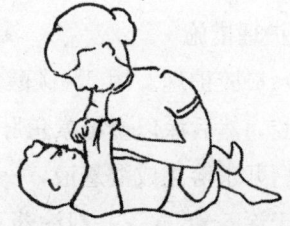

图 1—1—4　穿衣

①不恰当的更衣。儿童的头向右侧倾斜时，左侧上肢屈曲痉挛加重，增加左上肢更衣的难度。

②正确的更衣。偏向左侧的体位，护理员握住儿童左上臂，一边更衣一边与儿童说话。

（3）减轻异常姿势的更衣

①显示更衣的问题。按照通常换衣的方式，会出现异常姿势。

②护理员帮助儿童侧身，保持髋关节屈曲，头部垂直，这样促进上肢伸展，减轻异常姿势。

三、口腔疾病的护理方法

（一）鹅口疮

1. 病因

鹅口疮是由白色念珠菌引起的口腔黏膜病，正常人口腔内的白色念珠菌不致病，只有在发生菌群失调或免疫功能低下时，才会引起发病。新生儿的白色念珠菌感染来自产妇的阴道，多发生在出生后 2～8 天，1～3 岁的婴幼儿也可见。

2. 临床表现

鹅口疮表现为口腔黏膜附着白色或灰白色乳凝状白膜，稍突出黏膜表面，可见于舌、颊黏膜及上腭部，有时可蔓延至咽部。起初呈点状和小片状，逐渐融合成片。不易擦去，患处不痛、流口水。一般无全身症状，有时伴有轻度发热、烦躁不安，啼哭、拒食或拒奶。这种白色乳凝状物应与奶块相区别，奶块很容易脱落下来，而鹅口疮的白膜则不易脱落下来，勉强刮下来可见粗糙的黏膜面。

3. 治疗原则

以局部治疗为主。保持口腔内碱性环境是防止白色念珠菌感染的重要环节。加强营养，增加维生素 B_2、C 等。

4. 护理措施

(1) 口腔护理。用 2‰碳酸氢钠溶液清洁口腔，特别是进食、进奶后要及时清洁口腔，然后涂以金霉素鱼肝油或制霉菌素。使用制霉菌素时可将药片研成粉末，用白开水溶化成混悬液，一般每片 50 万单位加水 10 毫升，涂前应将液体摇匀，每天涂 5～6 次。一般涂药不要在吃奶或进食后马上进行，否则会引起恶心呕吐。注意勤给孩子饮水，这样有利于清洁口腔又可将病菌排出体外。

(2) 皮肤护理。因流口水刺激皮肤，可用手帕或柔软的面巾纸轻轻擦拭，颈下垫小毛巾或围嘴，湿了及时更换。并可用温水清洗或湿毛巾擦拭皮肤，再根据不同季节使用相应的护肤用品，避免引起湿疹或糜烂。

(3) 严格消毒。奶具、餐具用后彻底消毒，可煮沸消毒或使用消毒柜消毒。注意洗手，给病儿做口腔护理或涂药前、后均应洗手，防止交叉感染。

(二) 溃疡性口腔炎

1. 病因

溃疡性口腔炎又称口腔溃疡，是一种常见的口腔疾病，常由链球菌、金黄色葡萄球菌感染所致。

溃疡性口腔炎多发生感冒时，当小儿抵抗力下降时细菌乘虚而入。本病可发生在任何年龄，婴幼儿发病多见。

2. 临床表现

口腔溃疡初起时，黏膜充血，水肿，很快出现大小不等的溃疡，溃疡常发生于舌、颊内黏膜，唇内黏膜及上腭，有时也可蔓延至口角及咽喉，溃疡多呈圆形，边缘清楚，有时溃疡连成片，溃疡面上多覆盖一层灰白色炎症渗出物形成假膜，假膜脱落形成溃烂面。局部疼痛、流涎、拒食、烦躁、发热、颌下淋巴结肿大。

患溃疡性口腔炎时可有全身症状，高热可达 38℃～39℃，病儿烦躁不安，严重者可发生惊厥。由于溃疡引起疼痛，小儿不愿进食，严重时因进食、进水不足，而发生脱水、酸中毒、消瘦及营养不良。

3. 治疗原则

控制感染，做好口腔清洁和局部处理。适当服用维生素 B_1、B_2、C 等，以促进口腔溃疡的修复。注意水分和营养的补充。

4. 护理措施

口腔护理很重要，可用 3％双氧水蘸洗溃疡面，再用生理盐水将创面清洗干净，每天这样进行口腔护理三次，清洗后涂以金霉素鱼肝油。

护理的另一重点是保持病儿的液体入量及营养供给，要勤喂水，水温要适当，过热会刺激溃疡引起疼痛。只能进流食或半流食，如牛奶、蛋羹、面片、粥等易消化饮食，为避免口腔疼痛，不要吃干硬食品及有刺激性的食物（如辣或酸的）。

（三）疱疹性口炎

1. 病因

疱疹性口炎又称单纯性疱疹口炎，它是由单纯疱疹病毒引起的急性感染。通过空气中的飞沫和接触传染，传染性较强，可在集体托幼机构引起小流行。6 个月至 3 岁小儿多见。

2. 临床表现

起病急，高热，体温可达 38℃～40℃，寒战、头痛、烦躁不安、食欲不振，小婴儿拒奶、拒食。一般发病 2～3 天后，体温开始逐渐下降，但口腔症状加重，牙龈急性充血水肿，并在唇、颊、舌、腭等处黏膜上出现针头大小的水疱，呈圆形或椭圆形，汇集成簇，破溃后则形成溃疡，溃疡面大小不等，边缘不整，上面覆盖白色或黄色膜样渗出物。颌下淋巴结肿大、压痛。病程较长，溃疡 10～14 天愈合。淋巴结肿大需 2～3 周消退。

3. 治疗原则

口服抗病毒的药物，局部涂金霉素鱼肝油或中药锡类散、冰硼散。发热者使用退热剂。疼痛重者进食前可在局部涂 2％利多卡因。

4. 护理措施

(1) 注意消毒隔离。因疱疹病毒具有一定的传染性，所以病儿的毛巾、奶瓶、餐具等用品应专用，使用后可煮沸消毒。

(2) 饮食。以流食或半流食为宜，温度不宜过高，以免刺激加重疼痛。避免进粗糙及硬的食物。

(3) 注意口腔清洁。进食后用温水或淡盐水漱口，婴幼儿可饮少量水达到清洁口腔目的。在涂药前也应先漱口，较小的婴幼儿可用生理盐水棉棍轻轻擦拭清洁后，再涂药。

(四) 龋齿

龋齿即蛀牙，是儿童最常见的牙病。乳牙的龋齿多发生于 4~8 岁，恒牙的龋齿则多发生于 11~18 岁。

1. 病因

龋齿的发病因素有以下几方面

(1) 乳牙表层釉质钙化不足，表面多微孔是好发龋齿的一个原因。牙齿位置不正常，牙间缝隙较大易塞入食物而发生龋齿。

(2) 幼儿食物中含纤维成分少，含糖成分较多，咀嚼功能差，缺少机械性磨擦。糖易滞留在牙齿上，经发酵产酸后，使牙釉质脱钙发生龋齿。

(3) 好发龋齿与不注意口腔卫生有绝对关系。许多学龄前期和学龄期儿童没有养成良好清洁口腔的卫生习惯，甚至还有的儿童在睡觉前要喝含糖饮料或加糖牛奶；因儿童睡眠时间长，夜间唾液分泌量减少，自洁作用差，菌斑、食物残渣容易滞留牙面，适宜细菌繁殖生长，致使发生龋齿。

2. 临床表现

按照对牙体损害的深浅，可分为浅龋、中龋和深龋。初起时为浅龋，牙齿表面呈暗灰色或墨浸状；除浅龋外，中、深龋因龋洞与牙髓相近或相通，对冷、热、酸、甜刺激会感到不适或疼痛。深度龋洞可使牙髓感染坏死，如未给予治疗，进一步发展引起牙根尖周围炎，痛苦难忍，只好将牙拔除。

3. 治疗原则

根据龋齿的深浅程度不同，可采用磨除法、药物疗法或充填法治疗。

4. 预防

预防龋齿就要注意孩子的口腔卫生，养成早晚刷牙，饭后漱口的生活习惯。2~3 岁即培养协助幼儿刷牙，5~6 岁让其掌握正确的刷牙方法，同时及时发现浅龋，尽快进行治疗。

四、压疮的护理方法

（一）压疮定义

压疮最早叫褥疮，是由于久病的儿童长期卧床，不能自由变换体位，使局部组织长期受压造成血液循环不良，局部组织缺血缺氧，致使皮肤组织发生破溃、坏死。好发于缺少脂肪保护、肌肉层较薄的骨隆凸处。

1. 压疮易发部位

压疮好发于受压和缺乏脂肪组织保护、无肌肉包裹或肌肉较薄的骨隆突处。根据卧位不同，好发部位也有所不同。

（1）仰卧位。枕骨隆凸处、肩胛、肘部、脊椎体隆突处、足跟，尤其是骶尾部最易发生压疮。

（2）侧卧位。耳廓、肩峰部、髋部、大转子、膝部（内髁、外髁）、踝部（内踝、外踝）等。

（3）俯卧位。颊部、肩峰部、女性乳房、肋缘突出部、髂前上棘、男性生殖器、膝前部、足趾等。

（4）坐位。坐骨结节处。

2. 分期与临床表现

（1）Ⅰ期（淤血红润期）。此期为压疮初期。局部皮肤受压或受到潮湿刺激后，出现暂时血液循环障碍，表现为红、肿、热、麻木或触痛。此期皮肤表面无破损情况，为可逆性改变。

（2）Ⅱ期（炎性浸润期）。红肿部位继续受压，血液循环仍得不到改善，静脉回流受阻，受压部位因淤血而呈现紫红色，有皮下硬结或有水疱形成。水疱破溃后，可见潮湿红润的创面，有疼痛感。

（3）Ⅲ期（浅度溃疡期）。静脉血液回流严重受阻，局部淤血导致血栓形成，组织缺血、缺氧。表皮水疱扩大、破溃后出现真皮层组织感染，出现黄色渗出液，感染后表面有脓液覆盖，浅层组织坏死，溃疡形成，疼痛感觉加重。

（4）Ⅳ期（坏死溃疡期）。坏死组织侵入真皮下层和肌层，感染可向周边及深部扩展，可深达骨面。脓性分泌物增多，坏死组织发黑，有臭味，严重者细菌入血易引起脓毒败血症。

（二）压疮的治疗及护理

压疮发生后应积极治疗，增加全身营养，加强局部护理。

1. 淤血红润期

加强护理措施，及时去除病因，采用各种预防措施，防止局部再度受压，避免摩擦、潮湿和排泄物的刺激，改善局部血液循环，加强营养的摄入以增强机体的抵抗力。按摩局部时，以拇指指腹做环形动作，由近压疮处向外按摩。

2. 炎性浸润期

此期应保护皮肤，避免感染，除继续加强上述措施外，对未破的小水疱减少摩擦，防止破裂感染，使其自行吸收。形成的大水疱应由医务人员在无菌操作下用注射器抽出疱内液体（不必剪去表皮），用无菌敷料包扎。

3. 浅度溃疡期

除全身和局部措施外，应根据伤口情况，由医务人员按照外科换药法进行处理。尽可能保持局部清洁、干燥，创面有感染时，局部处理原则是解除压迫，清洁创面，去腐生新，促进愈合。

4. 坏死溃疡期

清洁创面，去除坏死组织，保持引流通畅，促进愈合。疮面感染者，轻者可用无菌等渗盐水或1：5000呋喃西林溶液清洗创面，用无菌凡士林纱布及敷料包扎，1～2天更换一次敷料；溃疡较深、引流不畅时，应用3%过氧化氢液冲洗，防止厌氧菌滋长。如有坏死组织，应予清除。

5. 在各期的压疮治疗护理过程中，可辅以理疗，如用紫外线或红外线照射，使创面干燥，促进血液循环。

（1）紫外线照射。可起消炎和干燥作用。

（2）红外线照射。有消炎促进血液循环、增强细胞功能等作用，同时可使创面干燥，减少渗出，有利于组织的再生和修复。

本节复习题

1. 患先天性心脏病、脑脊膜膨出、脑积水、癫痫和肾炎水肿的儿童在清洁卫生时应注意什么？

2. 重度残疾儿童清洁口腔步骤。

3. 简述重度残疾儿童更衣步骤。

4. 三种口腔炎症的病因有何不同？临床表现有哪些？

5. 疱疹性口炎儿童生活用品为何消毒？采取哪些具体措施？

6. 如何预防龋齿？

7. 简述压疮的临床分期。

8. 压疮的护理方法。

第二节　饮食照料

学习目标：通过本节的学习，使学员掌握给患有先天或后天疾病的儿童实施饮食照料时，应该采取的特殊护理要求、方法和注意事项，保障儿童疾病不出现复发、加重和并发症的前提下，使儿童能够得到足够的营养供给，促进生长发育。

一、重度残疾儿童摄食功能评价

（一）摄食功能评价项目

目的：了解重度障碍孤残儿童的摄食功能。

1. 姿势和肌紧张

颈部的稳定性、能否保持坐位、躯干的稳定性（有无妨碍进食的畸形、有无异常肌紧张等）。

2. 上肢功能

能否手抓摄取、能否使用汤匙、能否使用杯子、试试利手与对侧手的摄食之间的关系。

3. 口唇功能

要求口唇张开、口唇在汤匙上摄取食物、摄取食物时是否撒出、有无流涎、吞咽时口唇是否完全闭合。

4. 舌的功能

舌尖部把食物送至咽部、讨厌的食物能用舌推出、能按要求做舌的运动。

5. 下颌的功能

牙齿的咬合运动、有无张口与闭口的障碍、能够按照要求进行张口或闭口、有无咀嚼（臼齿上下运动）。

6. 口唇—舌—下颌的协调运动

使用吸管（能自己吸，说明口唇有控制能力），介助时，能否从杯子中喝水。

7. 呼吸

安静时的呼吸类型（鼻呼吸、张口呼吸）、有无喘息。捏住鼻子时，嘴巴是否立即张开。不要去限制重度障碍儿童的张口呼吸。

8. 口腔黏膜对刺激的反应

重度障碍儿童的口腔黏膜对食物刺激有过敏反应，诱发呕吐反射等，对重度障碍儿童要给予口唇、口腔黏膜轻微的刺激，进行脱敏训练。注意抱时的反应，接触面部时的反应，接触口腔周围时的反应，筷子、汤匙及杯子与口腔接触时的反应等的评价。

9. 进食时的呛咳

饮水时有无呛咳，摄取固体食物时有无呛咳。当食物进入口腔时，口唇闭合差的重症障碍儿童容易发生呛咳，必要时可以进行造影检查。

10. 进食的理解和配合

进食时能否协助配合护理员，食物接近口腔时的反应（自己张开嘴，声音提示后张开，没有反应），进食前后能否讲应酬话，餐后能否进行整理。

11. 对食物的嗜好

遇到喜欢的食物就多摄取，喜欢食物的颜色、温度（热、冷）、味道（甜、辣、酸等）。

（二）其他应该知道的情况

目的：了解其他与摄食有关的情况。

1. 发育年龄

在进食照料时，重症障碍儿童能否协助配合，如何选择指导和训练的方式，以及对训练效果的预测等，都需要知道重症障碍儿童的发育年龄。

2. 进食所需的时间

要知道进食所需的时间，自己进食还是照料进食，如果进食时间长，有必要检查照料方法是否不恰当。

3. 进食时的姿势

进食照料时，要知道是正常或异常的姿势，如果摄取食物的姿势异常，时间一长就形成了习惯，难以纠正。

4. 食物的形态和进食习惯

流质、半流质或固体饮食，进食时，饭、菜分别喂入还是混合喂入，有无特殊食物的过敏史。

5. 进食介助时的辅助用具

进食时的专用桌子、椅子、盆、杯子、汤匙等，防止活动或滑落的辅助用具。

6. 有无原始反射或异常反射

紧张性咬合反射（当筷子或汤匙放入口腔时，出现咬住筷子或汤匙的反射），咀嚼运动，吞咽反射，吸吮反射等。

二、重度残疾儿童喂养指导

目的：掌握重度残疾儿童的喂养指导。

（一）改善摄食障碍的原因

常见摄食障碍原因有：发育迟缓，全身状况恶化，不适合的进食环境（摄食姿势、食物的形态、摄食的器具、帮助的方式），对食物过敏，肌肉协调功能障碍，生活节律混乱（便秘、睡眠障碍、抗痉挛药物的影响等）。

（二）摄食功能疗法

要进行合适的摄食功能训练，必须进行恰当的摄食功能评价。摄食功能训练属于日常生活能力（ADL）范围内，但是也从康复医学的角度进行诊断、指导、训练和评价，护理员在摄食功能疗法中最基本的工作是：观察口唇、下颌和舌的运动，防止发生误咽。

（三）心理照顾

不要强行喂食，增加心理上的不安定，影响消化吸收；让儿童快乐摄食是很必要的，能增加食欲，促进消化。

（四）去除过敏因素

要避免对个别儿童过敏的食物；对儿童因心理因素而拒绝的食物，往往儿童有过不愉快的经历，也需要避免。

（五）食物的制作

重度障碍儿童往往有咀嚼困难、食物与唾液不能很好混合、吞咽功能障碍等症状；食物制作中必须考虑这些因素，避免生硬的食物，食物要软一些；类似果冻状的食物容易吞咽，也可以在汤匙盛食物中加一些水，使吞咽更加容易。

（六）摄食的姿势

根据轻重程度不同，躯干倾斜的角度不同。轻者倾斜 45～90 度，重者倾斜 15～45 度。

（七）摄食训练的方法

正常儿童出生后 5 个月左右能进食固体食物，8～9 个月左右能咀嚼运动，10 个月左右从汤匙或杯子中喝水不会弄洒。重度障碍儿童的训练时间要从达到正常发育时开始，训练进食固体食物和液体要分别进行，原则上固体食物训练在先，紧接着进行液体摄入训练。

1. 固体食物摄取训练

一般从断奶的早期开始，到断奶的中期结束训练，在断奶的后期能够顺利过渡到固体食物。刚开始时给予高能量的混合食物，逐步追加固体食物，一直过渡到固体食物。

2. 液体摄取训练

液体与固体的形态不一样，对姿势不稳定的、吞咽功能障碍的儿童来说，当液体流经咽喉部时容易发生误咽。婴幼儿可以用奶瓶喂，口腔紧闭的儿童可以用注射的针筒慢慢地注入，先训练汤匙喝水，逐步过渡到用杯子喝水。

三、重度残疾儿童喂养方法

（一）唇腭裂婴儿早期喂养

目的：掌握唇腭裂婴儿早期喂养的方法。

唇腭裂婴儿主要是口腔在解剖上的缺损，不能形成口腔内的负压而影响吮奶，造成早期喂养困难；同时在喂养过程中容易吞进大量的空气，空气与食物混淆有碍于消化，空气积聚在胃内，就会引起胃胀不适、腹痛和胃内容物返流等，需要进行特殊喂养。

1. 使用特殊的奶嘴或奶瓶

特制奶嘴是专为唇腭裂婴儿设计，适合唇腭裂婴儿的口腔特点，并具备防呛咳功能。特制奶嘴有 M 型和 P 型两种（图 1—2—1）。

（1）M 型奶嘴的口含部分呈扁圆形状，长度 3.6 厘米，内径 0.8～1.0 厘米，可深入到口腔后部，使奶汁容易流到咽部，减少外流。在奶嘴内侧上、下各有一条高 0.2 厘米，宽 0.3 厘米的"脊线"，从奶嘴头部延伸到底部，这样奶嘴在吸奶时不会闭合。

（2）P型奶嘴的口含呈圆形，长度4.0厘米、内径1.5厘米。主要特点为：

①在奶嘴基底部有一瓣孔与奶瓶相通，当奶瓶内为负压时，瓣孔开放进入空气；当奶瓶内为正压时，瓣孔闭合奶液不能外流。

②奶嘴口含部分橡胶厚度不同，上部厚（有瓣孔部位）、下部薄，薄的部位便于婴儿用舌头轻轻挤压即可吸到奶汁。

③在奶嘴基底部有一个可以拆装的塑料活塞。此活塞直径2厘米、厚度0.7厘米，中间活瓣1厘米，能够防止奶液回流或吸奶过多引起呛咳。

④奶瓶的特点：奶瓶材质薄软、刻度清晰细致，以利喂奶时轻轻挤压奶瓶，帮助吸吮力弱的婴儿吸奶；便于观察喂奶量。

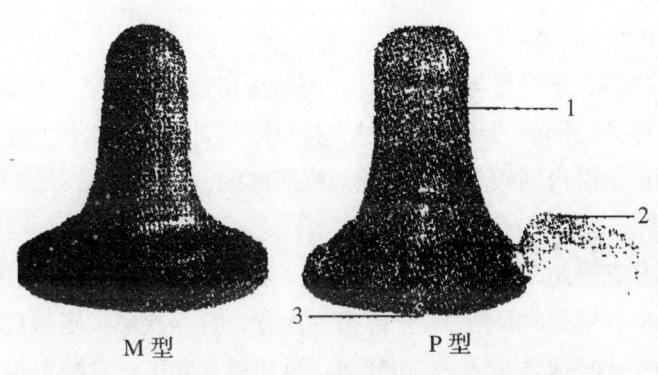

图1-2-1　M型、P型奶嘴示意图

1.橡胶厚部　2.活塞　3.进气瓣

（3）布朗奶瓶。大部分唇腭裂婴儿吮吸功能不健全，婴儿吮吸缓慢、困难、呛咳甚至不能吮吸。布朗奶瓶独特之处在于设计了内置导气管，它可以消除奶液中的气泡。通过正压输送奶液的，这完全与母乳喂养的原理相同。奶嘴选用液体硅胶，比普通奶嘴更柔软，更接近母亲的乳房。根据圆孔开口的大小严格控制流量，奶嘴上的凹痕能增加摩擦力，在正压的作用下奶水更流畅流出，吸吮更容易更舒服。

布朗奶瓶的特点：空气从导气孔进入；通过导气管直接输送至奶瓶底部，空气和奶液完全分开，内外气压平衡；不再产生气泡，也不会吸入气泡，能有效消除呕奶、打嗝、腹痛腹胀等不适；奶瓶内外气压平衡，吮吸容易，减少液体流入耳中，避免中耳炎的发生。

2. 腭护板的使用

腭护板轻轻旋转戴入婴儿口中，通常婴儿可以立即进行正常吸吮。护理员要学会如何给婴儿戴入、取出及清洗腭护板。用防水弹性胶带将突出、扭转的上唇及前颌骨加压黏着，防水胶带的两端黏着固定于面颊部。

3. 汤匙喂养方法

对于唇腭裂畸形程度严重的婴儿，如果奶瓶喂养困难较大，婴儿不能进行有效的吸吮，可采用汤匙喂养。在使用汤匙喂养时，应采取少量多次和缓慢进食的喂养方法。将婴儿抱在腿上或坐在婴儿椅中，用汤匙盛取少量食物，放置在婴儿唇部，鼓励婴儿用唇部去移动汤匙中的食物，喂养速度根据婴儿情况而定，喂养者以婴儿需要来决定下次喂入的时间。

4. 促进吸吮

喂奶时，护理员把拇指与4指分开，用拇指和食指轻压婴儿两侧面颊，中指托住下颌，这样3指形成的环形力通过支持口腔的封闭作用而增加吸吮效果，使婴儿在短时间内能够得到较多的奶，缩短喂奶时间。

5. 避免吸入过多的空气

唇腭裂婴儿在喂奶时会吞下很多的空气，护理员要经常给婴儿拍背，让其打嗝排气，一般应在喂奶时每隔15分钟拍一次背，打一次嗝，喂奶后常规拍背打嗝。每次喂奶后要竖抱婴儿20~30分钟，再让婴儿躺下，这样可以减少喂奶后的奶汁返流。放置婴儿躺下时，应取侧卧位，头部稍抬高，以防止吐奶后呛咳，减少窒息的发生。

6. 其他情况处理

（1）咳嗽及食物从鼻中排出。在早期喂养中婴儿有时发生咳嗽或食物从鼻腔中排出，出现这种现象时，护理员不要惊慌，应暂停喂奶、喂饭，让婴儿有足够的时间打喷嚏或咳嗽，然后擦净婴儿的鼻孔，护理员用手指或棉签取出卡在腭裂部位的奶块或食物，继续喂奶或喂饭。如果这种现象发生频繁，护理员应竖立婴儿并调整体位。

（2）减少局部不适。唇腭裂婴儿的裂孔部位黏膜较敏感，应避免食用酸性或刺激性调味食品，以减少婴儿的局部不适。

（二）重症脑瘫儿童的喂养

目的：掌握重症脑瘫儿童的喂养。

1. 增强咀嚼功能

护理员用手控制下颌的张开和闭合，喂食时食物放置两侧牙齿上，便于咀嚼。

2. 控制嘴部运动（图1－2－2）。

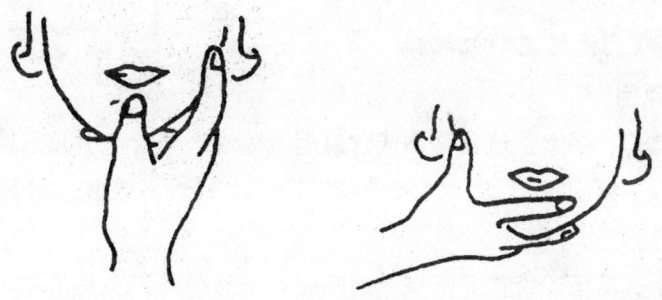

图1－2－2　口的控制

（1）对嘴部运动障碍的孤残儿童进食时，护理员坐在儿童的侧面，用食指和中指控制儿童下颌的上下运动。

（2）对嘴部运动障碍的孤残儿童进食时，护理员坐在儿童的前面，用中指和大拇指控制儿童下颌的运动。

3. 出现强力咬合反射的处理

对有强力咬合反射的孤残儿童，一旦把金属调羹放入嘴里，就会反射性地把调羹紧紧咬住。在这种情况下，护理员千万不能用力把调羹抽出，因为这样做，使儿童反射性地咬得更紧，强力抽出将会损伤儿童的牙齿，所以正确的方法是耐心等待儿童松口，再迅速取出调羹。也可以采取让儿童屈髋、屈膝、弯腰、双手放在前面，减轻肌张力，抑制角弓反张，使儿童容易松口。今后选用塑料调羹，防止刺激和损伤儿童的牙齿。

4. 咀嚼困难的训练

咀嚼困难的原因是舌头控制食物困难，口腔内部痉挛、过敏、肌张力低下等因素造成。进食前，进行减低敏感性训练，舌头在口腔内做两侧运动，用牛肉干、面包干进行咀嚼训练；进食时，把食物放置在两侧牙齿上，便于咀嚼。

5. 吞咽困难的训练

吞咽困难的原因是痉挛、肌张力低下、合唇困难、舌头控制困难等。进食前，鼓励儿童舌头向口腔内两侧活动，舌尖从上门牙往后舔；进食时，用匙把食物送到舌的后部，并轻轻压下，可以引发吞咽动作；进食后，护理员用手在儿童的下巴处往前摸，再用手指在颈部从上往下摸，协助咽下食物；每次喂的食物要少，吞咽完毕后，再送下一次。

四、进食发生窒息的处理方法

（一）孤残儿童窒息的处理

1. 窒息原因

（1）因喂药、喝水、流食食物或食道返流等进入气管，引起窒息。

（2）黄豆、绿豆等豆类，如果堵塞气管或支气管，吸收水分膨胀，堵塞气道，引发窒息。

（3）花生、瓜子、杏仁等坚果质地坚硬，不易嚼碎，不易消化，体积小，容易呛入气管。

（4）葡萄籽、樱桃籽、杏核等果核因其体积小、不消化，也较容易误吸进入气管。

（5）果冻体积小、质地光滑且富有弹性，并且大多数果冻形状像塞子，当孤残儿童吸入食用时，就有可能吸入到气管。

（6）钢笔或圆珠笔的笔帽、橡皮头、气球、硬币、纽扣、棋子、玩具零件等杂物，因个头较小，放入口腔时，就可能因打闹、玩耍误吸进入气管，造成窒息。

2. 窒息处理

（1）如果因流质食物呛入气管，应迅速将孤残儿童头偏向一侧，以免流质食物向后流入咽喉及气管，用毛巾缠在手指上，伸入口腔中，将流质食物快速清理出来，并用小棉花棒清理鼻孔，以保持呼吸道顺畅。

（2）如因异物进入气管，出现呛咳、气急、面色青紫、烦躁不安等情况时，千万不要惊慌失措，不要先忙于人工呼吸，这样可能使异物进一步深入气道中，应立刻呼叫医务人员，采取以下措施：

①倒立拍背法。立即倒提婴幼儿的双腿，让其头朝下，同时用力拍击其背部。这样可以通过异物自身的重力和拍打时胸腔内所产生的气体压力，迫使异物排出。

②推压腹部法。让孤残儿童坐着或站着。护理员在其身后，用双手抱住孤残儿童，一手握拳，大拇指向内，放在孤残儿童的肚脐和剑突之间，另一手的手掌

压住拳头，有节律地使劲向上向内推压其上腹部。这样可使其横膈肌抬起，从而压迫其肺底，使其肺内产生一股较强的气流向外排泄，从而迫使异物随着气流排出。护理员进行抢救时要动作迅速、用力适度，以免造成其肋骨骨折或内脏损伤。在异物退出、进入孤残儿童的口腔后，应及时用手帮助将其异物取出，以防异物再次被吸入呼吸道。

（3）如表现为呼吸停止，全身紫绀，四肢冰凉，重者心跳停止时，应立即进行基础生命支持。

①简单而迅速地评估生命体征：有无心跳、呼吸以及脉搏搏动。

②让孤残儿童平卧，头后仰，使气道通畅。

③用手指把嘴掰开，如口中有异物应迅速取出。

④护理员的口应覆盖孤残儿童的口鼻，进行人工呼吸，使其胸廓抬举适度。

⑤如果孤残儿童的心跳停止，在人工呼吸的同时予以胸外按压，用2～3个手指按压双乳头中点下一指的胸骨处，每分钟至少100次。胸外按压与人工呼吸的比例为5：1。

⑥不要停止基础生命支持的步骤，直到婴儿面色转红，出现自主呼吸。

⑦医务人员到来后配合其工作。

3. 窒息预防

（1）孤残儿童的咀嚼能力尚未发育完全时，在准备食物时，务必将其切碎，或是尽量准备糊状、煮烂的食物，方便吞咽。

（2）孤残儿童用餐时不能相互打闹，特别是嘴里有食物时，不要让其走动、玩耍、奔跑或讲话。应该教育孤残儿童把食物完全嚼碎以后再吞下，且不能拿食物来玩。

（3）3岁以下的孤残儿童，最好不玩体积较小的物品。

（二）重度残疾儿童窒息的处理

1. 原因

重度残疾儿童往往伴有吞咽功能障碍，在进食过程中容易发生误咽，阻塞呼吸道，引起气体交换障碍，导致严重缺氧而窒息；如窒息时间长，可以引起脑损伤，甚至死亡。

2. 紧急处理

（1）解除窒息的原因。清除口腔和呼吸道的食物及分泌物，保持呼吸道通畅。

(2) 心肺复苏。对发生心跳呼吸停止的儿童，应立即开展人工呼吸和心外按压（具体方法与上相同）。

(3) 凡发生窒息的儿童，应送医院抢救和观察。

本节复习题

1. 简述重度残疾儿童的摄食功能的评价方式。
2. 简述重度残疾儿童与摄食有关的其他情况。
3. 简述重度残疾儿童的喂养指导。
4. 唇腭裂婴儿的早期喂养方式。
5. 重症脑瘫儿童的喂养方法。
6. 进食发生窒息的处理。

第三节　睡眠照料

学习目标：通过本节的学习，使学员掌握在给患有先天或后天疾病的儿童实施睡眠照料时，应该采取的特殊护理方法，保障儿童疾病不出现复发、加重和并发症的前提下，使儿童能够得到足够的睡眠，促进其生长发育。

一、患有各种疾病的孤残儿童睡眠照料

（一）先天性心脏病儿童的睡眠照料

1. 睡前不宜吃得过饱，避免加重心脏负担。

2. 睡眠前避免因紧张、劳累、兴奋或愤怒而加重心脏负担。

3. 患有此病的儿童在睡眠中，护理员应特别注意保暖，避免因着凉诱发和加重病情。

4. 由于心功能不全，在睡眠过程中严密观察呼吸脉搏的情况，10～15分钟巡视一次，如儿童有异常活动需及时查看，发现有问题时及时通知医生并采取急救措施。

（二）唇腭裂儿童的睡眠照料

儿童由于生理结构的缺陷，易发生呕吐、呛咳等情况，应将头偏向一侧或取

侧卧位，避免发生呕吐时误吸入气管引起窒息。

（三）脑瘫儿童的睡眠照料

1. 脑瘫儿童的床一定要有床栏，避免翻身不当时坠落床下而摔伤；避免强直的肢体伸出床外不能自主收回，再次痉挛时易受损伤。

2. 睡前不宜吃得过饱，避免诱发癫痫。

3. 睡前可耐心引导脑瘫儿童，使其放松；并注意培养其睡前排便的习惯。

4. 入睡时可在两腿间放康复垫，使双下肢分开，减轻痉挛时的交叉状态。

5. 入睡时痉挛的肢体可用约束带，使肢体保持伸展，预防肌肉挛缩。注意约束带不可过紧，避免影响血液循环。

6. 在睡眠过程中勤巡视，注意观察痉挛肢体的皮肤情况，避免受压部位皮肤破溃，必要时更换体位。

（四）重度痉挛性脑瘫儿童的睡眠照料

1. 儿童睡眠时，下肢使用特制的滚筒，头颈部使用 Taylor 型支撑垫（图 1-3-1）。

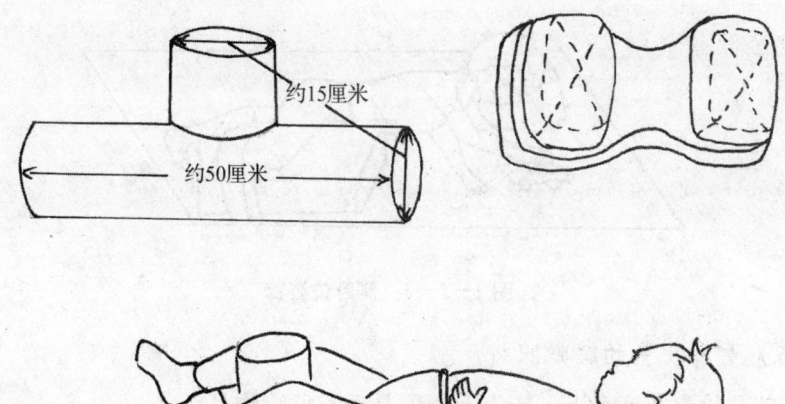

约15厘米

约50厘米

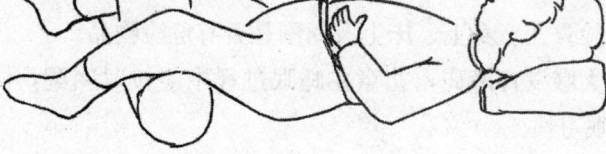

图 1-3-1　Taylor 型支撑垫

2. 对身体和四肢以伸展为主，可以采用悬吊床；悬吊床中间的凹陷形状能够使躯干和四肢过度伸展的情况得到改善，避免儿童头部向侧后方向旋转。同时可以放一些玩具吸引儿童，使头部保持正中位置（图 1-3-2）。

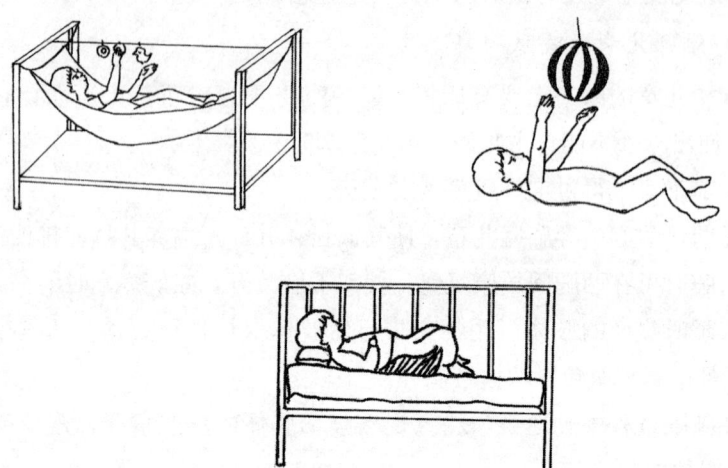

图 1—3—2　正常仰卧位姿势

3. 侧卧位姿势有利于痉挛的肌张力改善，有利于动作对称，把双手放在身体前面，在前方放置一些玩具（图 1—3—3）。

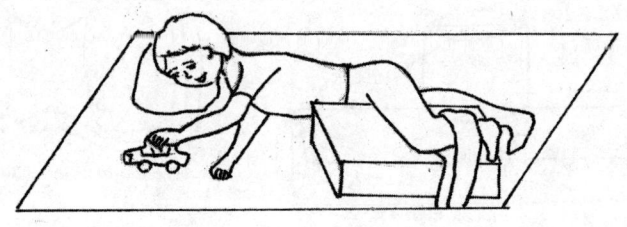

图 1—3—3　侧卧位姿势

（五）智障儿童的睡眠照料

1. 睡前检查儿童身上、床上及周围是否有危险物品。

2. 由于大脑发育障碍，儿童在睡眠过程中应按时叫醒，协助如厕，逐渐培养良好的睡眠习惯。

（六）自伤和他伤倾向儿童的睡眠照料

1. 对这类儿童要加强心理疏导。

2. 必要时请专科医师会诊，适当用药。

3. 夜间加强卧室巡回，及时发现问题。

4. 有条件时，建立特殊观察室，内部安装监控录像。

（七）其他疾病儿童的睡眠照料

由于儿童生理和病理特点，病情变化常在夜间发生，在睡眠中应严密观察生命体征的变化，避免遗漏病情，如高热、惊厥等。

二、睡眠中发生意外的处理方法

（一）窒息

窒息是婴幼儿时期常见的意外。常发生于孤残儿童趴着睡觉，压住口鼻引起窒息；给孤残儿童盖过多过厚的被子，塑料膜放置不当被吹吸附在颌面部等情况，导致窒息死亡。

1. 应对方法

迅速作出准确判断，如果孤残儿童口唇青紫、呼吸和脉搏停止，立即给予口对口人工呼吸和胸外按压，同时进行相应的救护，等医务人员到现场后，协助进行抢救，医务人员赶到之前不能放弃抢救。

2. 预防措施

（1）让孤残儿童养成良好的睡姿，最好采取侧睡。在腹侧身下垫软的东西，防止翻身趴着睡。

（2）孤残儿童睡觉时，枕头不能太高，也不能太软。床头不应该放置较软的玩具和塑料袋，以防玩耍时玩具阻碍呼吸。

（3）每次给孤残儿童喂完奶后立即竖直抱起，头偏一侧，拍其后背，最好让孤残儿童打嗝后再轻轻放下侧卧。

（4）被褥不要盖得太多，透气性要好。

（5）创造一个舒适的睡眠环境，室内温度要适宜，并要保证空气流通。

（二）手指缠住

随着儿童不断的生长发育，随意运动能力开始逐渐发展，在睡眠时能够抓住附近易缠绕的物品，如毛巾被的线丝，如果缠住手指会造成手指缺血、肿胀青紫，如果严重时，手指就有坏死的可能。

1. 应对方法

立即剪断缠住手指的绳索，对勒出的血印进行初步消毒（75％酒精或碘伏）后，尽快请医务人员给予处理。

2. 预防措施

预先检查除去衣服上的毛线，让电线、灯绳开关、窗帘带子、帽子带子、带绳子的玩具远离孤残儿童睡觉的地方，也不要给孤残儿童戴手套。

（三）跌落

孤残儿童随年龄长大，运动能力也增强，到会翻身的时候，预防坠床就是特别需要提防的工作。一旦发生，不要过于惊慌。

1. 应对方法

孤残儿童坠床时，立即呼叫医务人员，不要动作粗莽地将其从地上抱起，动作不要过猛，以免导致其他不必要的伤害。首先检查孤残儿童是否有意识，有没有受伤，若有无意识的情形，不哭闹，那有可能伤及大脑，情况较严重，必须马上去医院治疗；当神志清楚，手脚不能动，一触碰就疼痛哭叫，怀疑是否有骨折或脱臼，用冷水或冰块敷于受伤部位，送到医院进行相应检查；如果摔到颈或背部，应将身体保持平躺状态，等医务人员给予处理。如果坠床后，孤残儿童检查没有问题，也应先逗其玩，转移其注意力，观察有没有其他继发的病情变化。

2. 预防措施

孤残儿童使用的床一定要有护栏，并且床的栏杆高度和宽度要适宜，宽度应小于婴幼儿头颅的左右径。

（四）手指被床栏杆夹住

孤残儿童使用的床各有不同，但使用安全始终应当放在第一位。如床的护栏杆间隙过大，床缘栅栏花纹比较复杂、雕饰比较多，这对孤残儿童都是一种潜在的危险。

1. 应对方法

发生护栏杆夹手后应及时发现，轻轻将手指退出来，如果出现肿大、变紫、指甲剥落或正要剥落，应及时呼叫医务人员，同时采取相应保护创面的措施，等医务人员到场后进行处理。

2. 预防措施

购买儿童床时，可以事先用卡片测试一下床的缝隙，如果有小纸片能插进去，但抽拉时比较费劲，就最好不使用。同时也要保证儿童床足够牢固，使用时不晃动。

（五）被砸

在孤残儿童睡眠时，由于其翻身或不自主的运动，使床上较大的玩具倒塌，或是床上悬挂的玩具掉落，砸伤孤残儿童。

1. 应对方法

赶紧把玩具挪开，不要急于将孤残儿童抱起来，先确定一下情况，是否受伤，如果只是惊吓可以哄一下，放松一下孤残儿童的情绪；如果情况较严重，就要立即呼叫医务人员给予紧急处理。

2. 预防措施

孤残儿童睡眠时，应将大型的玩具拿走，床的周围一定不能放置高过小床的东西，并检查悬挂在床上的玩具是否牢固，为孤残儿童创造安全的睡眠环境。

本节复习题

1. 如何对患有先天性心脏病、唇腭裂、脑瘫和智障儿童进行睡眠照料？

2. 如何纠正脑瘫儿童的睡姿？

3. 如何防止重度智能障碍儿童在睡眠时的自伤或他伤？

4. 睡眠中发生意外的处理方法是什么？

第四节　重度残疾儿童的排泄照料

学习目标：通过本节的学习，使学员掌握在给患有先天或后天疾病的儿童实施排泄照料时，应该采取的特殊护理要求、方法和注意事项，保障儿童疾病不出现复发、加重和并发症的前提下，使儿童能够得到足够的睡眠，促进其生长发育。

在重度残疾儿童的护理工作中，排泄的照料占日常生活照料的大部分工作，能够独立处理排泄问题，是走向 ADL 自立的第一步。

（一）排泄照料的注意事项

目的：了解排泄照料的注意事项。

1. 尊重重度障碍儿童的人权，采取保护个人隐私的姿势，特别对年长儿照料时要使用屏风。

2. 采取容易排泄的体位，注意保暖，及时消除异味。

3. 开展如厕训练，记录正确的排泄状况，进行排泄管理。

4. 排泄照料前先洗手，使手干燥温暖再照料。

5. 排泄照料后再洗手，防止感染。

(二) 异常排便照料

目的：了解异常排便的原因和方法。

1. 异常排便

因为重度障碍儿童的饮食为易消化的食物，又缺乏运动，有的儿童还服用镇静剂、抗痉挛剂等药物，所以多出现便秘、肠梗阻、痔等疾病，需要促进自然排便。

2. 灌肠

对便秘腹胀的儿童，可以进行灌肠，促进排便，缓解腹胀。

使用儿童灌肠剂，按年龄大小给予适量的剂量，灌肠剂要适度加温，灌肠时不要伤及直肠壁。护理员的手放置在儿童腹部按摩，并在下腹部适度加压，辅助排便。

(三) 更换尿布

1. 目的：及时更换尿布

2. 用品及准备：

(1) 脸盆 (盛 41℃～43℃温水) 一个。

(2) 毛巾二条。

(3) 干净尿布一条。

(4) 卫生纸若干。

3. 步骤 (图1—4—1)：

(1) 儿童处于仰卧位，两腿屈起并分开，解开尿布 (图①)。

(2) 把儿童身体转向一侧 (图②)。

(3) 用湿热毛巾擦拭臀部、会阴部，如有大便时，先把大便擦去，再从周边开始擦拭，然后擦拭臀部、会阴部，最后用干布把臀部、会阴部擦干 (图③)。

(4) 更换新的尿布 (图④)。

(5) 把儿童的身体转向另一侧，取走污染的尿布，铺上干净的尿布，并用同样的方式擦拭 (图⑤)。

(6) 再回复到仰卧位，把尿布放置在正中，抬起臀部把尿布铺平；女孩后部垫得厚一些，男孩前部垫得厚一些 (图⑥)。

(7) 把尿布外套的尼龙搭扣扣上，并收拾整齐 (图⑦)。

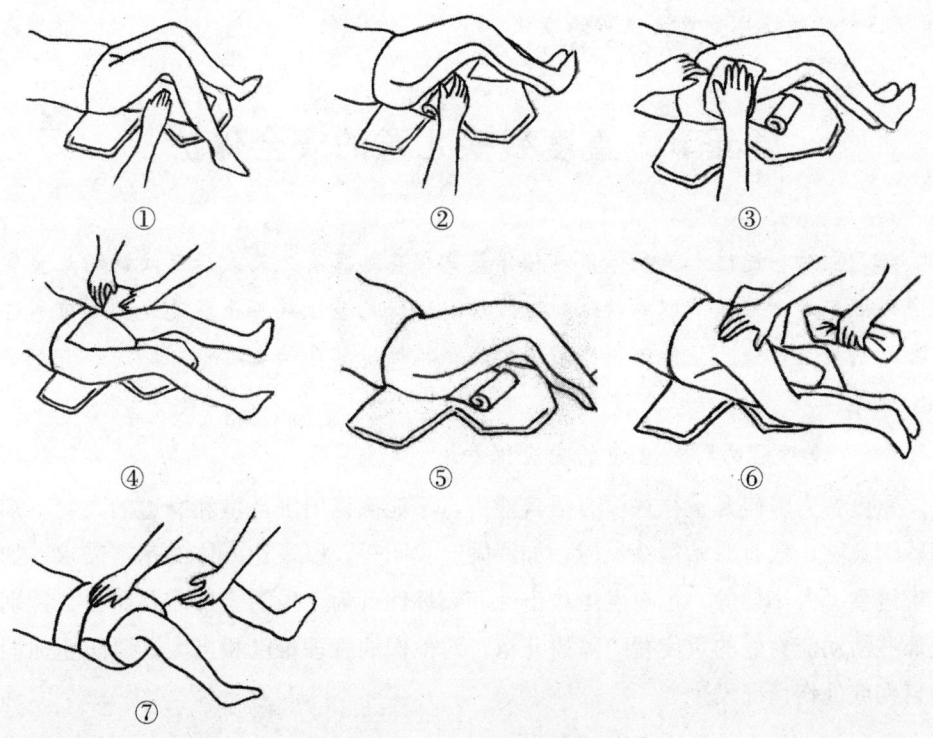

①　②　③

④　⑤　⑥

⑦

图 1-4-1　更换尿不湿

（四）排尿的基础知识

1. 排尿的发育

儿童排尿发育分为三个阶段：

第一阶段：从新生儿至 1 岁末，当尿液在膀胱内积聚，膀胱壁伸展，引起排尿反射，能告诉有尿感。

第二阶段：从 1～2 岁左右，能感觉膀胱的充盈感，睡前能够少量排尿。

第三阶段：3 岁以后，能够完成自觉排尿，能昼夜排尿的调节，4 岁时完成昼夜排尿的调节。

2. 排尿障碍的原因

脑部疾病、脊髓疾病、末梢神经障碍等均可引起。

本节复习题

1. 重度残疾儿童排泄照料的注意事项。

2. 异常排便的照料。

3. 重度残疾儿童更换尿布的步骤。

第五节　重度残疾儿童的安全保护

学习目标：通过本节的学习，使学员掌握在给患有先天或后天疾病的儿童实施睡眠照料时，应该采取的特殊护理方法，保障儿童疾病不出现复发、加重和并发症的前提下，使儿童能够得到足够的睡眠，促进其生长发育。

（一）重度智力障碍儿童的安全保护

重度智力障碍儿童往往没有语言能力，不能认识周围环境和身边的人，不知道躲避危险，仅有原始情绪反应，如哭闹、尖叫等，以表达人体的基本需求，如要求进食、大小便等，也有发生攻击性和破坏性行为，生活全部需要照料。特别是那些活动能力好的重度智力障碍儿童，对他们的管理难度相当大，要防止他们的自伤或他伤情况发生。

（二）孤独症儿童的安全保护

孤独症是一种广泛发育性障碍，出现社会人际交往和沟通模式的质的异常。表现为：

1. 社会交往障碍

缺乏眼与眼对视，避免与他人目光接触；对拥抱无反应或拒绝拥抱；与亲人无依恋关系，容易与亲人分离；呼唤他的名字没有反应，或者不理会，以致怀疑是否听力有问题；在活动玩耍中缺乏主动兴趣等。

2. 语言发育障碍

沉默不语或较少使用语言，语言运用能力损害，不会使用代词，刻板重复语言或模仿语言，自我中心语言。

3. 兴趣狭窄，刻板僵硬的行为方式

来回走步，自身旋转，敲击、撞击、前后摇摆身体或头部，出现自伤、自残等。

4. 感知觉异常

感知觉过弱、过强或异常，有的对疼痛反应迟钝，对注射、自残没有反应；

有的对声音或光线特别敏感；也有的对苦味特别能忍受。

5. 智力和认知缺陷

普遍智力低下，个别对日期、数字、人名等有特殊的记忆能力和推算计算能力。

（三）重度运动障碍

重度运动障碍儿童的活动仅限制于床上，无法在室内活动。往往伴有肌肉废用性萎缩，关节僵硬挛缩，无法独立活动。基本生活能力丧失，进食、大小便、穿衣等活动需要别人帮助。

（四）特殊儿童的安全保护

1. 窒息

重度智力和运动障碍的儿童吞咽功能差，容易在进食时发生窒息，需要特别注意（预防及处理见相关章节）。

2. 意外伤害

重度运动障碍儿童容易坠床，单独在室内时，必须拉起床两边的保护架，防止摔伤；重度智力障碍和孤独症儿童缺乏认识危险的能力，特别是具有活动能力的，容易发生意外伤害。对他们必须加强管理，防止发生意外伤害（预防及处理见相关章节）。

3. 自伤或他伤

孤独症和重度智力障碍的儿童容易发生自伤或他伤现象，需要加强管理，开展正面行为强化训练，必要时请精神科会诊，适当给予小剂量抗精神病药物。

本节复习题

重度残疾儿童的安全问题及其保护。

第二章 日常生活与保健

第一节 孤残儿童的喂药方法

学习目标：通过本节的学习，使学员掌握孤残儿童的喂养方法，保障儿童疾病的治疗达到最佳的效果，同时不发生意外事故，使孤残儿童能够得到疾病的康复。

孤残儿童吞咽能力差，又有害怕服药的心理，常常哭闹着拒绝服药，如果孤残儿童护理员给予强行喂药，特别容易造成误吸呛咳、气管异物，甚至发生窒息的危险。

（一）婴幼儿

1. 喂药时会出现哭闹现象，这时不能急于喂药，先将婴幼儿抱一抱，哄一哄，或者用玩具、食物等吸引其注意力，当情绪稳定下来再喂药。绝对禁止强制喂药。

2. 由于婴幼儿自己不会吞药，喂药时，要将药片研碎，放入小药杯中，用温开水溶化，用小勺喂服。溶药的水不要太多，以免吃药时不配合。

（二）唇腭裂儿童

1. 用小勺喂药时，喂药速度要慢，防止儿童出现呛咳，一旦喂药过程中儿童有呛咳时，立即停止喂药，将儿童竖抱，轻轻拍背。如果药液从鼻腔流出，立即用干净毛巾擦净。

2. 唇腭裂儿童术后，还可以用滴管喂药，尽量减少因喂药而引起的儿童哭闹，这样不利于伤口的愈合。

3. 唇裂修补术后，根据医嘱为儿童唇部外涂药后，一定要防止儿童用手抓唇部，勤巡视儿童。

（三）心脏病儿童

喂药时，避免儿童哭闹，以免引起呛咳，增加心脏负担。

（四）智障儿童

1. 喂药时会出现打人或将药杯打翻，对于这样的儿童，可以用玩具吸引其注意力，再用小勺喂，还可以将溶化后的药物加少许白糖。

2. 使用外用药时，会用其手去抓挠，护理人员要多加看护。

3. 脑瘫儿童肌张力较高时，不要喂药，因为这时药物很难送入口中，等待儿童全身放松时，方可喂药。

（五）癫痫儿童

一定要按时给药，严格按剂量给药，不能随便减量或者停药，防止癫痫发生。

本节复习题

孤残儿童喂药方法。

第二节　日常生活观察

学习目标：通过本节的学习，使学员能够了解孤残儿童异常生命体征、常见疾病和异常排泄物的观察方法，达到早期发现疾病，为医务人员及时地诊断和治疗疾病提供依据，同时能够掌握孤残儿童常用口服药在使用中的注意事项，确保孤残儿童用药的安全。

一、异常生命体征的表现

对孤残儿童生命体征变化的观察，可以了解孤残儿童生命的基本功能情况，是决定现场抢救或转送医院的重要依据。对孤残儿童生命体征观察的主要内容如下：

（一）体温

体温是人体的重要生命体征。体温与儿童的年龄、活动量、穿衣多少、外界温度等有关，一天之内体温存在着波动。测量方法有：

1. 口表：适用于较大年龄能合作的孤残儿童，一般不使用。

2. 腋表：方法简单，测试时间稍长，但易为孤残儿童接受，是最常用的测量体温方法。

3. 肛表：准确，需要时间短，对孤残儿童有一定刺激，在特殊情况下使用。

正常儿童体温：腋表为 36℃～37℃，肛表 36.5℃～37.5℃。

（二）脉搏

孤残儿童的脉搏数不稳定，容易受到各种内外因素的影响，如进食、运动、哭闹、发热等，因此，应在孤残儿童安静时测量脉搏。

孤残儿童的脉搏较快，因为孤残儿童的新陈代谢旺盛，身体需要更多的血液供应，而每次心脏搏出量有限，所以只能通过增加心脏搏动次数来补偿。婴幼儿的迷走神经兴奋性低，容易心搏加快，孤残儿童的脉搏是年龄愈小，脉搏愈快，脉搏随年龄增长而逐步减慢（表 2－2－1）。

（三）呼吸

孤残儿童的胸廓短，前后径长，呈圆桶状，呼吸肌发育差，呈腹膈式呼吸；由于呼吸运动不充分，使呼吸量受到限制，只能通过增加呼吸频率来满足身体代谢的需要。孤残儿童的呼吸频率是年龄愈小，频率愈快，容易出现呼吸节律不齐，以新生儿最明显。随着年龄增长，呼吸肌的发育，直立行走，膈肌和腹腔脏器下降，出现胸腹式呼吸，呼吸频率逐步减慢（表 2－2－1）。

表 2－2－1　　　　　各年龄段的脉搏、呼吸次数（次/分）

年　龄	脉搏（次/分）	呼吸（次/分）
0～1 个月	120～140	40～45
1～12 个月	110～130	30～40
1～3 岁	100～120	25～30
3～7 岁	80～100	20～25
7～14 岁	70～90	18～20

（四）皮肤

正常情况下，儿童的皮肤红润、光滑、有弹性。异常情况下，皮肤苍白、灰色或黄褐色，皮肤出现斑点、出血点等，皮肤发热、发冷、出汗等。

（五）瞳孔

瞳孔的反应是说明了中枢神经系统的状况。如果孤残儿童突然起病，对光反射迟钝，表明大脑功能受到损伤；对光反射消失，说明大脑功能受到严重损伤；瞳孔散大而固定，则是脑死亡临床标志之一。

（六）意识

意识是检测中枢神经系统的另一项指标，轻度意识障碍感觉迟钝，反应缓慢，动作减少，有嗜睡倾向；中度意识障碍对强刺激有短暂和简单的反应；重度意识障碍对环境刺激缺乏反应。

二、孤残儿童疾病的观察

（一）孤残儿童疾病观察

护理员应注意观察孤残儿童身体状况，早期发现疾病出现的症状，及时报告医务人员，以便及时诊治。当疾病早期发现后，在治疗过程的开始病情常常有一段时间加重，达到一定程度后，持续一段时间，然后再好转，直至痊愈。在疾病过程中观察孤残儿童病情很重要，病情突然加重甚至出现新的症状，应及时通知医务人员，否则可导致延误。病情观察能对治疗方案的调整提供依据，例如孤残儿童本来发热、咳喘，经过治疗热退、喘止，咳嗽加重，这时医生就不需再用退热及止喘药。

1. 精神和意识状态

护理员的观察首先是对全身一般状况的观察。应注意观察孤残儿童精神和意识状态、面容、体位、步态与姿势、体温、脉搏和呼吸情况等。精神和意识状态在一定程度上能反映疾病的轻重。正常人意识清晰，反应敏锐；患病时可表现出精神差、倦怠、思睡、委靡、严重者发生意识障碍。

轻度意识障碍表现为嗜睡（昏睡），此时孤残儿童处于沉睡状态，不易唤醒，强行唤醒后又很快入睡，不能正确清晰回答问题。有的表现为意识模糊，即意识不完全清楚，对周围反应迟钝，判断能力差，甚至自己当时在什么地方也想不清楚。有的表现为谵妄，此时孤残儿童意识模糊，躁动不安，语言杂乱，甚至出现感觉错乱，胡言乱语。最严重的意识障碍为昏迷，浅昏迷时意识完全丧失，但在刺痛皮肤时还能出现反应；深昏迷时对各种刺激均失去反应，仅能维持呼吸和循环等功能。

2. 体位改变

孤残儿童的体位由于疾病及意识状态的不同而相应改变，常表现为以下几种体位：

（1）自主体位。孤残儿童身体活动自如，不受限制，见于轻病或疾病早期。

（2）被动体位。孤残儿童不能自己调整或变换身体的位置，见于极度衰竭或意识丧失孤残儿童。

（3）强迫体位。孤残儿童为减轻疾病痛苦，常常被迫采取某种特殊的体位，如强迫仰卧位时，孤残儿童仰卧，双腿蜷曲，借以减轻腹部肌肉的紧张程度，常见于急性阑尾炎和急性腹膜炎等疾病。强迫侧卧位时，孤残儿童多采取患侧卧位，可限制患侧胸廓活动而减轻疼痛和利于健侧代偿呼吸。见于一侧胸膜炎和大量胸腔积液的孤残儿童。身体一侧发生外伤或烫伤时则卧于健侧，以减轻疼痛。强迫坐位时，孤残儿童采取坐位或半坐位，可使膈肌下降，肺换气量增加，并减少回心血量和减轻心脏负担，多见于喘息和心力衰竭。

（4）辗转体位时，孤残儿童辗转反侧，坐卧不安，满床翻滚。多见于胆结石、泌尿道结石、肠梗阻及肠痉挛等症；角弓反张时，孤残儿童颈及脊背部肌肉紧张，以致头向后仰，胸腹前凸，背过伸，躯干呈弓形，多见于晚期脑膜炎、脑炎及破伤风等疾病。

3. 步态改变

健康孤残儿童躯干端正，肢体活动灵活适度，步态稳健。某些疾病可使步态与姿势改变，如先天性髋关节脱位，孤残儿童走路呈鸭步；舞蹈病孤残儿童面部或手足常有小动作，强行命令时也不能停止，孤残儿童本人意志不能控制；小脑疾病孤残儿童步行不稳，呈醉酒状；脑性瘫痪孤残儿童由于双下肢肌张力增高，尤以伸肌和内收肌张力增高明显，移步时下肢内收过度，两腿交叉，呈剪刀步态。四肢及脊柱疾患常有相应不正常姿势及步态。

4. 皮肤改变

很多疾病在皮肤上均有表现，因此对于皮肤的观察有重要价值。首先要注意皮肤的颜色改变，皮肤苍白多见于贫血。急性失血或溶血引起的贫血，在较短时间内出现苍白，较易被发现；营养性贫血常缓慢发生，不易被发现。检查时不单观察面色，更重要应观察口唇及甲床颜色，并结合眼睑结膜（俗称内眼皮）颜色，与正常小儿比较，确定是否苍白。观察睑结膜颜色时，可将孤残儿童下眼睑翻开，观察眼睑内面结膜的颜色，患贫血时表现苍白，患结膜炎时则相反，表现为充血、鲜红。紫绀可见于多种疾病，主要表现为皮肤呈青紫色，以口唇、耳廓、面颊及肢端部位最为明显。

皮肤黄染是较常见的症状，观察要仔细，否则发现过晚，就会出现核黄疸，导致终生后遗症。观察黄染时应在明亮处，看皮肤是否发黄。正常新生儿皮肤发红，有黄疸时常呈现橘红色，不易观察，此时可用手压一下，手松开后皮肤变白，这时再观察皮肤是否发黄。观察黄疸时还应同时观察巩膜（白眼球），看是否黄染。婴儿常不合作，检查眼部时常紧闭不睁，妨碍观察，此时可用手反复安抚，使其自然睁眼后再进行观察。黄疸时尿液常发黄、"挂盆"和染尿布，大便有时发白。

皮肤弹性减低对于发现由于腹泻、呕吐等原因的脱水有重要意义。检查时在腹部或大腿内侧，用拇指及食指沿与身体纵轴平行方向捏起皮肤，松开以后看皮肤皱褶能否迅速展平，有脱水或营养不良的孤残儿童皮肤褶皱展平缓慢，时间均延长。

皮疹是各种发疹性传染病以及某些过敏性疾病的主要表现。皮疹有各种各样，如红斑、丘疹、疱疹及荨麻疹等。红斑不突出于皮肤，其颜色发红，用手压迫常能退色；丘疹突出于皮肤，一般疹形较小，可以充血或不充血；疱疹为充满液体的水疱样疹，其大小不一，如其中充满脓液则称脓疱疹；荨麻疹为大小不一，突然隆起于皮肤，其表面较平坦的疹子；皮下或黏膜下出血，直径不足 2 毫米称淤点，3～5 毫米称紫癜，大于 5 毫米称淤斑（片状出血并伴有皮肤显著隆起称为血肿）。检查时用手压迫不能退色，这是与充血性皮疹的重要区别。淤点、紫癜和淤斑一般不突出于皮肤，偶有用手摸时略有突出皮肤感觉的。

水肿是检查皮肤时常见的体征，轻微水肿仅见双眼睑浮肿，继而发现下肢水肿；中度水肿时全身皮肤均可出现明显水肿；重度水肿时全身皮肤紧张、发亮，甚至有液体渗出，胸、腹腔可出现积液。眼睑浮肿要结合平时情况确定，有的孤残儿童"肉眼泡"，如不结合平时情况，常会被误认为浮肿。下肢水肿一般检查小腿前侧。即胫骨前方，用手指稍加力按压，看能否出现凹陷，且不易恢复，能发生的孤残儿童即可确认为有可凹性水肿发生。少数疾病发生的水肿为非可凹性水肿，即用手按压不能出现组织凹陷，仅表现皮肤发紧、发亮。

5. 淋巴结改变

某些疾病可引起淋巴结肿大。平时检查时只能查到表浅淋巴结。正常儿童表浅淋巴结很小，直径在 0.2～0.5 厘米之间，质地柔软，表面光滑，与毗邻组织无粘连，不易触及，亦无压痛，可以活动。主要分布在颌下、腋下、耳后、颈部、腹股沟等处。检查时应使局部肌肉放松，注意其数目、大小、硬度、有无压痛和能否活动等。不要将腮腺和颌下腺误认为淋巴结。在患腮腺炎时腮腺或颌下腺肿大，腮腺位于两腮下方，肿胀时常以耳垂下为中心；颌下腺位于颌下，与颌下淋巴结有时不易区分，但颌下腺肿胀时常较大，且圆韧，不易活动。

6. 头颈部改变

头颈部的检查对于新生儿较为重要。先天性小头畸形时可见头颅小而尖，或者某一部位过小，如前额或枕部过小；先天性脑积水时可见头颅异常增大，主要表现为额、顶、颞及枕部膨大，而颜面相对尖小。颅内压增高，压迫眼球，形成双目下视，巩膜外露的特殊表情。前囟一般于 1～1.5 岁闭合，小头畸形会过早闭合，而佝偻病则闭合延迟。正常情况下前囟平坦，脑膜炎、脑炎等情况前囟膨隆，脱水时前囟下陷。新生儿或小儿头部外伤时，可在头颅某一部位摸到一个肿包，其中间软而波动，这是头皮血肿所致。先天性肌性斜颈是颈部向一侧倾斜，胸锁乳突肌紧张，有时还可在其上摸到一个包块。

7. 五官情况

应注意五官的情况，眼睑有否浮肿，双眼是否有斜视，巩膜是否有黄染均应注意。结膜充血是小儿常见症状，检查上眼睑时应将双眼睑（眼皮）翻开，看是否充血发红。翻上眼皮需经训练之后才能实行，而检查下眼睑则很容易，将食指置于眼眶下缘，稍向下拉即可将下眼皮翻开。同时应注意角膜是否清亮，新生儿和久病婴儿容易发生维生素 A 缺乏，发现不及时容易造成失明，因此应每天与婴儿多接触，常交流使之睁眼，以便观察眼部情况。

应经常注意外耳道（耳孔）是否有流脓或红肿。婴儿听力较难测试，最简单办法是在其头后猛击双掌，看对双掌发出的响声是否有反应，并可堵住一侧耳孔，观察另一侧耳朵的听力。

感冒、咽炎、扁桃体炎是小儿最常见的疾病，此时可表现咽或扁桃体充血或有分泌物。平时咽部黏膜为粉红色，充血时表现为鲜红色，甚至呈鲜牛肉色。检查时使小儿面向亮处，头略后仰，用压舌板或清洁筷子轻压舌后部，软腭即可上抬，可见中央的悬雍垂，两侧有腭弓，在前后腭弓（分别称舌腭弓及咽腭弓）之间为扁桃体。正常情况下扁桃体几乎不可见，如果可见扁桃体，但不超过咽腭弓称为Ⅰ度肥大，超过咽腭弓称Ⅱ度肥大，达到或超过中线称Ⅲ度肥大。如果双侧扁桃体均Ⅲ度肥大，那么两侧肥大扁桃体便能相接触，而影响呼吸。扁桃体并不光滑，其上可见不少陷窝，如果陷窝中可见分泌物或脓苔，即为化脓征象，在化脓性扁桃体炎均可见到。

8. 胸腹部情况

胸腹部是人体疾病发生的常见部位。胸腹部及胸腹部器官的检查对疾病的诊断占有重要位置。护理员可以通过初步观察，提供胸腹器官疾病的线索。正常小儿胸廓两侧大致对称，两侧锁骨和两侧肩胛骨在同一水平上，成人胸廓前后径较横径短。婴幼儿胸廓呈桶状，即前后径与横径几乎相同。鸡胸畸形时胸廓前后径增大，横径变小，胸骨下部向前突起，最常见于佝偻病后遗症。佝偻病时肋骨与肋软骨连接处常变厚增大，突起如珠，称为肋骨串珠。先天性漏斗胸时胸骨骨内陷，吸气时尤为明显。有些疾病胸廓出现局部变形，如严重先天性心脏病胸骨左侧（心前区）膨隆。

9. 生命体征情况

正常呼吸运动包括胸式及腹式呼吸两种类型，胸式呼吸以肋间肌和肋骨运动为主，而腹式呼吸则以横膈肌运动为主。成人为胸式呼吸或混合式呼吸，婴幼儿及学龄前儿童一般为腹式呼吸，至学龄期以后才逐渐过渡到混合式呼吸。呼吸频率成人每分钟约 16～18 次，新生儿可达 40～44 次，2 月～1 岁约 30 次，4～7 岁约 22 次，14～18 岁约 20 次。正常成人及儿童呼吸节律规整，即每次吸气、呼气及两次呼吸间隔应均匀。每次呼吸的深浅也大致相同。生后数月的婴儿，尤其新生儿呼吸节律常不规整，并常出现深呼吸与浅呼吸相交替，这些均属正常情况。

观察心跳次数，可以用手触摸胸壁心脏跳动最明显处，也可触摸桡动脉。安静时心脏每分钟跳动次数恒定，可以用脉率表示，新生儿约 140 次，1～12 月 120 次，1～2 岁 110 次，3～4 岁 105 次，5～6 岁 95 次，7～8 岁 85 次，9～14 岁 75 次。每次脉搏间隔亦应规律相同。活动或发热等情况下，脉率增加。

10. 脊柱和四肢情况

脊柱和四肢的观察较易进行。脊柱侧弯常见于先天畸形，脱掉上衣，从后面及侧面常能一目了然。杵状指（趾）时指（趾）端膨大如鼓锤状，轻者仅指（趾）甲膨隆，常见于先天性心脏病、支气管扩张等病。反甲亦称匙状指，指（趾）甲边缘翘起，见于营养性贫血。膝内翻（O 形腿）和膝外翻（X 形腿）主要见于佝偻病后遗症。检查时取仰卧位，使双膝及双踝靠拢，如果双踝靠拢双膝关节不能靠拢，其间能容纳儿童 1 拳，则为膝内翻。反之，双膝关节靠拢而双踝关节不能靠拢，并能容纳儿童 1 拳，为膝外翻。观察关节时重点看是否有红肿，并被动活动肢体，观察疼痛是否来自于关节。

11. 肛门和生殖器情况

肛门和生殖器的观察，不应忽略。先天性无肛是缺乏肛门，有的引起直肠阴道漏或直肠会阴漏，排便时粪便自阴道或肛门与阴道之间的会阴部流出。外生殖器部位畸形并不少见，除人们极为重视的两性畸形外，包茎（包皮过长）、隐睾、疝气等病在小儿极为常见。

（二）孤残儿童疾病的病情观察

对病情进行观察，有些疾病病情轻微，经过治疗后很快痊愈，似乎无密切观察的必要。但是，这些表面较轻微的小儿中，常有一些严重疾病的早期，例如腺病毒肺炎是引起婴幼儿死亡的主要疾病之一。腺病毒肺炎本身的病死率高达10‰左右。这一严重疾病的早期却以感冒现象出现，即使照 X 光透视也不能发现肺部炎症，直到起病 3～5 天以后，病情才开始加重，听诊及 X 光透视才出现啰音和阴影。

观察病情还要结合个体不同情况进行，如有的小儿容易发生扁桃体炎，当小儿发热后应随时注意是否出现嗓子痛的症状，并每天检查口腔，看扁桃体是否红肿、化脓；有些小儿高热后容易引起惊厥，这样的小儿应在病程中注意观察体温，发现发热后立即采取退热措施，防止发生惊厥发生。

孤残儿童病情的观察，还应包括有无新情况的发生。一般包括两种情况。一是早期难以确诊的疾病。出现典型症状或体征，应该及时发现，以求及时确诊。例如麻疹患者，发热 24 小时以内就诊，医生一般诊断为上呼吸道感染；而疹子常常发热后 72 小时出现，即使较早出现的口腔麻疹黏膜斑，也需发热后 36 小时左右才能出现。又例如急性细菌性痢疾的确诊，一般需要在脓血便出现之后，但有些小儿首先出现发热，常常被误诊为上呼吸道感染。二是疾病并发症的发生。如急性肾炎一旦出现浮肿加重、气短、不能平卧以及脉搏加快等情况，注意是否有心力衰竭发生。又如肝炎黄疸迅速加重，精神委靡或烦躁，甚至发生皮肤或口鼻出血等情况，提示可能有肝昏迷发生。再有腹泻时出现口渴、尿少或无尿、精神委靡或烦躁、口唇黏膜干燥、眼窝下陷等，有可能发生脱水、酸中毒。

孤残儿病情的观察，还应包括对异常排泄物的观察和留取。呕吐时不仅应观察呕吐次数和呕吐量，还应观察呕吐物的情况，看其中有无奶、食物和胆汁（吐物呈黄绿色）。同时要观察是否有寄生虫、血或咖啡样物存在，应留取标本。观察尿时除次数和尿量外，还应观察尿色是否为深茶色、酱油色或血尿，应留取标本。观察粪便时亦应注意有否柏油便存在，有否寄生虫、节片（像蛇皮鳞片一样）、黏液和脓血存在，如有以上情况存在也应留取标本。留取尿液标本时，最好使用透明的、用清水冲洗过的带盖玻璃瓶。留取粪便或呕吐物时，也应使用玻璃瓶或盛标本的专用小盒。

孤残儿童病情的观察，还应包括观察病情记录。病史是医生诊断疾病的重要资料，具有决定性意义。孤残儿童病情叙述主要是靠护理员观察，因此从疾病开始直到痊愈，护理员均需对孤残儿童病情进行密切观察，并做详细记录。观察病情记录内容一部分是一般情况记录，如精神、食欲、睡眠情况、大小便以及有无发热等。另外，较重要的一部分是对疾病主要症状和体征的记录。孤残儿童疾病种类繁多，不同疾病出现的症状、体征和观察内容当然不尽相同，为了便于查找，按系统分列如下：

1. 发热状态

低热每4小时测一次体温，并及时记录到观察表中。同时要观察发热有无怕冷、寒战，热后有无出汗。

2. 呼吸系统

有无咽痛，咳嗽发生时间，有无痰（婴儿表现为嗓子呼噜）；是否喘，是持续喘，还是一阵阵喘，何时加重；有无呼吸困难，有无胸痛；是否伴有发热。

3. 消化系统

有无腹泻，腹泻次数，每次大便的量，水分多少，为软便、稀便、蛋花汤样便还是水样便，便中有无黏液、脓血或寄生虫，大便是否有特殊腥臭味，有无里急后重（想大便又排不出大便）。呕吐次数、量和内容，为奶、奶块还是食物？有无黄绿胆汁及咖啡色物或鲜血。有无腹痛，疼痛部位轻微痛还是剧烈痛，能否忍受，痛时腹部是否有包块，腹部让摸还是不让摸，有无腹肌紧张，有无腹胀。眼巩膜及皮肤有无黄染，出现时间及程度，尿是否为深茶色，大便是否为陶土色样。食欲情况如何。

4. 循环系统

有无心悸（心跳感），发生时间，发作时脉搏次数。有无不能平卧及活动后气短，有无呼吸困难及口唇发紫。有无浮肿，何时出现，开始部位及发展顺序。有无咳嗽，咳时有痰否，痰为白痰、黄痰还是带血丝痰。小便次数及尿量多少。

5. 泌尿系统

有无浮肿，出现时间及发展顺序。尿次增多、减少还是无尿，无尿时间。尿量减少、正常还是增多。尿颜色，有无洗肉水样血尿或酱油汤色尿。有无尿急、尿痛和排不净感觉。

6. 造血系统

有无疲乏无力、食欲减退、恶心、呕吐及腹胀。皮肤黏膜苍白出现时间。有无出血点、紫癜、鼻出血、呕血或便血。有无黄疸及红葡萄酒色尿。

7. 神经系统

精神状态，有无嗜睡及烦躁。有无头痛，头痛出现时间、部位。有无喷射状呕吐。有无惊厥，惊厥次数及每次持续时间，惊厥时情况，为手足小抽还是全身性大抽，双眼球是否上吊。有无瘫痪，哪侧肢体。

8. 皮肤淋巴结

有无皮疹，皮疹出现时间、部位、颜色、形态及大小，有无渗液，有无瘙痒，何时消退。有无皮肤感染，出现时间、部位、大小及红肿情况，有无疼痛，有无破溃和流脓。淋巴结和腮腺有无肿胀，发生时间、肿胀部位及大小，发展情况如何。

（三）孤残儿童常见疾病

儿科疾病虽然有上百种之多，但常见病并不很多，掌握起来也较容易。小儿与成人相比，较易发生急性病而较少发生慢性病。儿科急性病中最多发生的是呼吸道感染和消化道感染，其次是一些急性传染病和急腹症也较常见。在非急性病中最常发生的是佝偻病、营养性贫血和肠蛔虫症。上述疾病虽然种类并不多，但其发病数字常可达到全部儿科疾病的90%左右。因此，只要对它们有了一般性了解，便能在孤残儿童患病时做到心中有数。

小儿呼吸道感染发生率较高，在各类儿科疾病中约占半数以上，我国北方比南方发病率高。小儿呼吸道感染在各类儿科疾病的发病中占首位，其中主要是上呼吸道感染（上感），包括急性咽炎、急性和化脓性扁桃体炎和急性喉炎，其次是气管炎、支气管炎（包括喘息性支气管炎）和肺炎。呼吸道感染，除精神食欲不佳和发热等全身症状外，主要表现为流鼻涕、打喷嚏、咳嗽、咳痰、咽疼、喘和发憋。因此，遇有发热伴有流鼻涕、咳嗽或咽疼等症状时应该想到呼吸道感染这类疾病。当然，有些小儿发生病毒性上感后，除发热等全身症状外，缺乏呼吸道感染的特有症状，此时只有靠医生才能确定诊断。在呼吸道感染中急性喉炎、喘息性支气管炎和肺炎有一定危险性，应及时治疗，不能延误。患急性喉炎时，小儿表现烦躁不安、犬吠样咳嗽和呼吸困难；喘息性支气管炎常常表现为暴喘，而肺炎则以发热、咳嗽、发憋为主要表现，喘或发憋时常可见呼吸快而费力、鼻翼煽动、胸骨上凹（位于颈部下方正中，与两锁骨最低点水平位置的凹陷处）和肋间隙随吸气而下陷，严重者出现口唇、口周、鼻根部青紫。

小儿消化道急性感染中主要为各种腹泻性疾病，包括小儿急性肠炎和细菌性痢疾。小儿急性肠炎包括细菌性肠炎和病毒性肠炎，主要发生在 5 岁以下小儿，尤其 2 岁以下婴幼儿中。这类疾病，除发热等全身症状外，主要表现为腹泻。观察时应注意大便次数、颜色、量、含水多少及有无黏液或脓血。小儿消化道急性感染性疾病的主要危险是脱水和酸中毒。脱水表现为口渴，尿少或无尿，突然消瘦，眼窝和囟门凹陷，口唇干燥，哭时无泪，皮肤发松，用手捏时不如平时弹性好，手足发凉。酸中毒则表现为呼吸深长，口唇樱桃红色，常在脱水后发生。夏秋季节小儿发热，有脓血便（或尚未出现腹泻）；精神不好，面色无光泽，四肢发冷。如果口唇或指甲床发紫，应考虑有中毒型痢疾可能。应立即住院治疗，不能延误，以免发生意外。

小儿急性传染病发病率现已大为下降，在各类疾病中所占比例明显降低。小儿急性传染病中最常见的是病毒性肝炎、流行性腮腺炎、百日咳、水痘、猩红热和麻疹。这些传染病，除个别情况外，一般均应有接触史，即在一定时间内曾接触过这类传染病小儿。

小儿病毒性肝炎主要表现为精神食欲明显不佳，尿黄常有豆油样感，并挂盆；严重者可出现巩膜（白眼球）或全身皮肤发黄；大多数可有发热。流行性腮腺炎主要表现为发热和腮腺（位于耳根下方）、颌下腺（位于下颌）肿胀。百日咳特点为痉挛性咳嗽，为剧烈阵咳，咳后常伴鸡鸣样回勾和呕吐。水痘、猩红热和麻疹主要表现为发热和各具特点的皮疹。流行性脑脊髓膜炎现在发病率已较低，但不及时治疗容易引起死亡和后遗症，应引起注意。其主要表现是发热、喷射状呕吐、皮肤出现出血点，严重者发生抽风、昏迷。

小儿急腹症最常见的是急性阑尾炎、蛔虫性肠梗阻、肠套叠和嵌顿疝。急性阑尾炎表现为发热和腹痛，腹痛开始为上腹或脐周痛，以后则转为右下腹痛。各种急性肠梗阻表现为严重呕吐，无大便和阵发性剧烈腹痛，腹痛时可见到腹部包块隆起。肠套叠与肠梗阻表现类似，除呕吐和阵发腹痛之外，还可有血便。婴儿腹痛时不会叙述则常表现为阵阵哭闹。嵌顿疝是有疝气的小儿，突然发生阵阵疼痛，疝气局部用手不能送回到腹部，时间较长可发生呕吐。小儿各类急腹症均属急症，均应及时送往医院治疗。

出生后 4 周之内的新生儿，全身抵抗力低下，发生疾病后又常不易观察，因此一有不正常表现均应及时报告医务人员，以免延误而发生意外。

三、异常排泄物观察方法

（一）常见异常大便

当孤残儿童大便出现以下异常情况时，孤残儿童护理员应立即报告医务人员：

1. 蛋花汤样大便

婴儿正常大便是软而不成形，而突然大便次数增多，像蛋花汤样，带有水分，但不很臭，这时婴儿有呼吸道症状，如流涕、低热、轻咳，这可能是由病毒引起的肠炎。

由于婴儿丢失水分多，常常出现脱水表现，如口唇干燥、眼窝凹陷、眼泪少或无眼泪、小便少或无、皮肤弹性差等，婴儿还可出现精神不振、吐奶、不吃奶等表现，应及早就诊，并应注意婴儿用具，如奶头、奶瓶的消毒。

2. 绿色稀便

多在天气变化着凉或吃难以消化的食物后发生，每天大便次数多为 5～10 次。

3. 泡沫样大便

大便泡沫状，酸臭味重，这可能由于摄入过多淀粉类食物。如乳糕、米糊使得肠内细菌过度发酵，肠蠕动过强，次数多，呈泡沫状。

4. 黏液样或脓血样大便

大便中混有鼻涕样黏液，有时带有少许血丝，大便不成形，孤残儿童有不洁饮食史，发热、腹疼、哭闹不安、面色不好，排便时伴有里急后重感，多见于夏季等天气较热时，多为细菌感染引起，应及早就诊。

5. 果酱样大便

多发生于 1 岁以内的婴儿，哭闹不安，不能表达腹疼，常常是阵阵哭闹，有时呕吐，有的婴儿前几天有过腹泻的病史，突然不腹泻，转为阵阵哭闹，在腹部一侧可摸到腊肠样包块，时间长了，小肠可能坏死，多为肠套叠。

6. 大便呈柏油样

多发生于儿童。平时常诉上腹部疼，隐隐作痛，按压后或进食后可以缓解，日常没太多的症状，但常有腹疼后次日排便呈柏油样改变，这可能是胃溃疡病或上消化道出血。大便呈鲜红色，多为下消化道出血。

7. 大便呈赤豆汤样, 伴有腐败腥臭味

多发生于较大儿童, 同时伴有腹胀、吐、泻、发热, 多数与全身严重感染或毒性强的肠道细菌有关, 见于急性出血性肠炎。

8. 油性大便

粪便呈淡黄色, 液状, 量多, 像油一样发亮, 在尿布上或便盆中如油珠一样可以滑动, 这表示食物中脂肪过多, 多见于人工喂养婴儿, 需要调整饮食结构, 如适当增加糖分或暂时改服低脂奶等 (注意: 低脂奶不能作为正常饮食长期食用)。

9. 便秘

多见于人工喂养婴儿, 多为天热、出汗多而饮水又过少所致。儿童排便困难, 大便很干, 可呈颗粒状, 往往几天才大便一次, 儿童还可出现腹胀、不安等表现。

(二) 常见异常小便

当儿童小便出现以下异常情况时, 孤残儿童护理员应立即报告医务人员:

1. 脓尿和菌尿

尿液内含有大量白细胞或细菌等炎性渗出物时, 排出的新鲜尿液即可混浊; 菌尿呈云雾状, 静置后不下沉; 脓尿放置后可有白色絮状沉淀。

2. 血尿

尿液内含有一定量的红细胞时称血尿。每升尿液中含血量超过 1 毫升即可出现淡红色, 此时用眼睛可观察到, 称肉眼血尿。血尿来自膀胱和尿道时尿色较鲜, 呈洗肉水样, 其中可有血块。引起儿童血尿的原因很多, 如急、慢性肾炎、过敏性紫癜或红斑狼疮性肾炎、泌尿系感染、泌尿系结石、泌尿系外伤、肾结核、出血性疾病以及药物性血尿等。其中常见的是肾炎、过敏性紫癜性肾炎及磺胺药物引起的肾损害。

3. 血红蛋白尿

呈红葡萄酒色或酱油汤样 (黑红色)。引起血红蛋白尿的原因主要是溶血。很多疾病均可引起溶血, 如新生儿溶血症、遗传性球形细胞增多症、蚕豆病、自家免疫性溶血性贫血、溶血尿毒综合征、输入血型不合的血及药物与化学因素等均可导致溶血。另外重度大面积烧伤的孤残儿童, 也可在烧伤后三日内出现血红蛋白尿。

4. 胆红素尿

呈深黄色，震荡后泡沫也呈黄色，见于急性黄疸型肝炎。

此外，某些食物和药物也可改变尿液的颜色。如服用大量胡萝卜素时尿液呈鲜黄色；眼用酚酞时尿液碱性呈粉红色等。

四、常用口服药物的注意事项

孤残儿童处于生长发育时期，生理机能尚未成熟，肝肾功能尚不完善，解毒功能较成年人弱，同时又身患各种先天或后天疾病，在用药不当时易出现不良反应。因此，为了避免药物的不良反应，我们在给孤残儿童用药后应注意观察，及时发现药物的不良反应，减少对孤残儿童身体的影响。只有正确合理使用药物，才能发挥药物的最佳疗效，减小药物的毒副作用。

（一）药物剂量

剂量不足收不到良好的治疗效果，还易产生耐药性，而剂量过大又会增加不良反应甚至使儿童药物中毒。在药物的吸收、体内循环及排泄各个方面，儿童通常要较成人为快。所以剂量问题更应加强注意。例如抗生素、退热药等都是根据儿童体重计算出来，不能因为儿童的疾病不见好转，随意停药和改变药物剂量，应该根据医嘱给药。

（二）用药时间

由于药物在体内代谢的情况不同，所以，用药的时间也有差异。例如，有的药物要求 4 小时一次，如果超过 4 小时不用药，药物在体内有效浓度已下降，治疗将得不到保证。特别是应用抗生素时，有效药物浓度下降易造成疾病反复或产生抗药性。有些药是不需连续服用的，只用一次或二次，如止痛剂等；有些药物应空腹服，如驱虫药；有些药物饭前服，如健胃药；有的药物睡前服，如安眠药；有的药物饭后服，如对胃有刺激的药物等。

（三）给药方式

药物的治疗方式有多种，但需要根据病情采取不同的给药方式，一旦医嘱确定给药方式，就一定要按照医嘱给药，如果将外用药采用口服方式给药，就会发生不良后果，出现医疗差错事故，因此，给药时一定要注意给药途径，口服是最经常的给药方法，采用什么方式给药应由医生根据孤残儿童病情决定。

（四）不能随意改变药物剂型

把胶囊内的药物倒出来，或把针剂改为口服液给孤残儿童服用，这样随意改变药物原有的剂型，会减弱药物的作用，增加药品的毒副作用，有的甚至可以造成不良后果。

（五）喂药时有特殊味道的药物不可和食物放在一起喂，以免引起拒食，造成喂养上的困难

年龄较大的孤残儿童服药时，应在护理员的看护下督促服药，不应将药发给孤残儿童本人，以免发生误服或隐瞒不服等情况。

（六）特殊药物服用方法（协助医务人员）

1. 洋地黄类药物

（1）口服洋地黄类药物时，应进行认真的核对，避免剂量过大或过小、误服和漏服。

（2）每次服药前应测量脉搏、心率，不得少于1分钟。当儿童心率低于60次/分，幼儿低于80次/分，婴儿低于100次/分，应及时报告医务人员是否继续用药。

（3）由于洋地黄类药物的治疗量与中毒量十分接近，尤其婴幼儿用量很小，必须准确计算。口服地高辛时，常常需要将药物研磨成粉状，在喂药前加少许水，减少药物的浪费，达到药物有效浓度。

（4）用药过程中进行严密观察，注意心率、心律和洋地黄的毒性反应，如恶心、呕吐、食欲不振、嗜睡和黄视等，发现问题及时报告医务人员。

2. 解热镇痛剂药物

（1）胃肠道反应：如恶心、呕吐、上腹不适等症状，如长期服用可引起胃溃疡。为减少药物的副作用，口服这类药物时，应饭后服用。

（2）少数儿童可以出现过敏反应，可出现荨麻疹、血管神经性水肿等症状，应注意进行观察，发现问题报告医务人员。

3. 抗惊厥药物

（1）有抑制呼吸作用，用药后注意儿童呼吸的变化，发现问题及时报告医务人员。

（2）可出现副作用，表现为嗜睡、头昏、乏力和便秘等症状，应注意观察。

本节复习题

1. 孤残儿童生命体征的观察。

2. 孤残儿童疾病的观察方法。

3. 异常排泄物的观察方法。

4. 常用口服药注意事项。

第三节 实施保暖降温

学习目标: 通过本节的学习, 使学员掌握早产儿暖箱的使用方法, 为早产儿的生存提供保障, 减少早产儿因体温不稳定带来的并发症, 同时对儿童高热引起的惊厥能够有正确的处理方法, 预防高热惊厥引起的不良后果。

一、早产儿暖箱使用方法

新生儿保持体温相对恒定的功能较差, 尤其是未成熟的早产儿, 体温调节中枢发育不完善, 不能维持体温的稳定。因此, 暖箱以科学的方法人为地创造一个温度和湿度相适应的环境, 使早产儿维持在中性温度环境中, 以保持体温的相对恒定, 起着重要作用。

(一) 目的

1. 创造适合早产儿的温度和湿度的环境, 以保持早产儿体温的相对恒定。

2. 减少早产儿的热量和氧的消耗, 提高早产儿的成活率。

(二) 操作前准备

1. 护理员准备: 了解早产儿的日龄、出生体重、生命体征和有无其他症状等, 如发现异常情况及时报告医务人员。

2. 物品准备: 早产儿暖箱一台。

3. 早产儿准备: 早产儿不宜包裹过多、过紧, 穿单衣, 裹尿布。

4. 环境准备: 调节室温, 以减少辐射散热。

(三) 操作方法

1. 清洁暖箱, 接通电源, 检查暖箱各项仪表显示是否正常。

2. 打开注水槽, 加入蒸馏水至水位指示线, 将干湿度计水槽也注满蒸馏水, 使暖箱湿度保持在 55%~65% 之间。

3. 根据医务人员要求设定暖箱温度进行预热, 达到所需温度后, 即可将早产儿放入暖箱中 (表 2-3-1)。

表 2—3—1　　　　　　　不同出生体重早产儿暖箱温湿度调节参数

出生体重	暖箱温度				相对湿度
	35℃	34℃	33℃	32℃	
1000 克	初生 10 天内	10 天后	3 周内	5 周后	50%～60%
1500 克	—	初生 10 天内	10 天后	4 周后	
2000 克	—	初生 2 天内	2 天后	3 周后	
2500 克	—	—	初生 2 天内	2 天后	

4. 密切观察早产儿的生命体征，定时测量体温，根据体温调节暖箱温度，并做好记录。在早产儿体温未升至正常之前应每小时监测 1 次，体温正常后可每 4 小时监测 1 次，注意保持体温在 36℃～37℃之间，并维持相对湿度。

5. 一切护理操作应尽量在箱内进行，如喂奶、换尿布、观察生命体征等都应在暖箱中进行，保持箱内温度和湿度。

6. 交接班时应对暖箱的使用情况进行交班，如发现问题及时进行处理。

（四）注意事项

1. 暖箱避免放置在阳光直射、有对流风或取暖设备附近，以免影响箱内温度。

2. 暖箱放置的房间室温不应过低，以免暖箱温度大量散发。

3. 观察暖箱使用效果，如暖箱出现报警，应及时查找原因和处理。

4. 保持暖箱通风孔过滤网的清洁，定期清洗，以免影响暖箱内空气交换。

5. 严禁骤然提高暖箱温度，以免早产儿体温上升造成不良后果。

6. 孤残儿童护理员入箱操作时，必须清洁双手，防止交叉感染。

7. 长期使用的暖箱，应保持清洁，每天用消毒液及清水擦拭暖箱内外，若有奶渍或其他污迹应随时清洁，每周彻底消毒一次。

二、高热惊厥处理方法

（一）高热惊厥

凡由儿童中枢神经系统以外的感染所致 38℃以上发热时出现的惊厥称为儿童高热惊厥。多发生于 6 个月～3 岁，偶见于 4～5 岁，5 岁以后少见。临床表现是先有发热，随后发生惊厥，惊厥出现的时间多在发热开始后 12 小时内，在体温骤升之时，突然出现短暂的全身性惊厥发作，伴有意识丧失，一般短暂发作为数秒～10 分钟，长者可达 10～30 分钟以上，惊厥停止后神志即可恢复。

（二）当发生高热惊厥时应采取以下措施

1. 立刻将儿童平卧，头偏向一侧，解开衣扣，将一端包有纱布的压舌板放于上、下齿之间，防止舌咬伤，但牙关紧闭时切勿强行撬开。

2. 惊厥发作时，用拇指指甲按压或针刺人中、合谷、涌泉穴，以开窍醒神，直至惊厥缓解，并立即报告医务人员。

3. 及时给予物理或药物降温，及时松解儿童衣被，降低环境温度，但应避免直吹对流风，同时予以物理降温，如头额部冷湿敷、头枕冰袋、温水擦浴、酒精擦浴（小婴儿禁用），使超高热尽快降低，保护脑细胞，使缺氧缺血得以改善。

4. 注意安全，加强防护，抽搐发作时，要注意防止碰伤及坠床，四肢适当约束，室内保持安静，光线不宜过强，避免一切不必要的刺激，护理工作尽量集中进行，动作轻柔敏捷。

本节复习题

1. 早产儿暖箱使用方法。

2. 高热惊厥的处理方法。

第四节　预防传染病

学习目标： 通过本节的学习，使学员了解传染病的预防和管理以及常见传染病的护理知识，并能够对传染病进行早期发现、早期隔离，最大限度地减少传染病在孤残儿童之间的流行，确保孤残儿童身体健康。

一、传染病的预防与管理

在传染病疫情发生之前，应采取一些卫生防疫措施，其目的是预防传染病的发生。包括搞好环境卫生、饮食饮水卫生、个人卫生以及粪便管理，大力消灭传播媒介如蝇、蚊、蚤、螨、蟑螂等。为了防止传染病的发生和传播，护理人员在传染病的管理上，必须给予重视，应做好管理传染源、切断传播途径、保护易感人群和检疫工作。

（一）对传染源的管理措施

1. 对传染病病人的管理

（1）早期发现。早期发现传染病病人既有利于病人及早就医，又有利于及早控制传播。这就需要提高护理人员的业务能力和加强他们的工作责任心，使他们具备传染病防治的基本知识，以便协助专业人员及早发现病人。

传染病病人如不及早隔离治疗，就可能感染周围的人，因此，对所发现的病人早期确诊是很重要的。病人确诊越早，隔离治疗越及时，疫情缩小和消灭也就越迅速。对发现的病人应及时上报当地卫生防疫部门，并做好登记。

（2）早期隔离。早期隔离是管理传染源的重要措施。传染病隔离必须严格要求，隔离时间一般根据传染病的潜伏期来决定。只有当传染期结束病人已无传染性，才能解除隔离。

（3）早期治疗。对于确诊的传染病病人进行早期治疗，不但治疗效果好，并能防止传染病由急性转为慢性和终止病人继续作为传染源。

2. 对病原携带者的管理

病原携带者不仅是传染病的重要传染源之一，而且往往是某一传染病的流行不能控制的主要原因。因此早期发现和及时对病原携带者进行管理十分重要。在传染病流行时，应重点检查接触者和病人周围的健康人；在平时，则应对恢复期病人进行随访，对饮食业人员、水源管理员、孤残儿童护理员进行定期体检，如为病原携带者，要调换工种。

3. 对接触者的管理

接触者可能受到感染而处于疾病的潜伏期，或成为病原携带者，是可能的传染源。为了防止传染病扩散，必须对接触者采取检疫措施。

检疫措施有医学观察或隔离观察两种。

医学观察是指对接触者的日常活动不加限制，每日诊察，测量体温，或做必要的检查，以了解有无发病的征象。此法适合乙类传染病的接触者。

隔离观察也叫隔离检疫或留验，是指对接触者的日常生活加以限制，并在指定的场所进行医学观察。一旦确诊即予隔离。此法适合甲类传染病的接触者。对集体单位的隔离观察又叫集体检疫，将受检单位（或家庭）内的成员限制在一定范围内活动，并接受医学观察。

4. 对动物传染源的管理

根据动物的经济价值，予以隔离、治疗或杀灭。如有经济价值的家畜而又非烈性传染病，可予隔离和治疗。而对鼠类、狂犬等无经济价值且对人类危害较大的动物，则采取杀灭、焚烧、深埋等方法处理。患病动物的分泌物、排泄物要彻底消毒。对接触过的人可进行预防注射。

5. 疫情报告

传染病一旦被发现，应该迅速向卫生防疫机构报告，使他们掌握疫情动态，及早制定预防措施。疫情报告是各级卫生工作人员的法定职责，必须高度重视，认真执行。

（1）疫情报告的病种。凡对人体健康影响较大，由政府规定予以管理的传染病，叫法定传染病，需要进行报告。我国现行规定应报告的传染病分甲、乙、丙三类，共 37 种。

甲类传染病（2 种）：鼠疫、霍乱及副霍乱。

乙类传染病（25 种）：传染性非典型肺炎、人感染高致病性禽流感、炭疽、艾滋病按甲类传染病报告，白喉、流行性脑脊髓膜炎、百日咳、猩红热、麻疹、痢疾（细菌性痢疾及阿米巴痢疾）、伤寒及副伤寒、病毒性肝炎、脊髓灰质炎、钩端螺旋体病、狂犬病、流行性出血热、流行性乙型脑炎、革登热、肺结核、新生儿破伤风、布鲁氏菌病、淋病、梅毒、血吸病疟疾。

丙类传染病（10 种）：流行性感冒、流行性腮腺炎、风疹、急性出血性结膜炎、麻风病、流行性和地方性斑疹伤寒、黑热病、包虫病、丝虫病及除霍乱、细菌性和阿米巴痢疾、伤寒和副伤寒以外的感染性腹泻病。

（2）疫情报告的方式。应严格按照院内传染病报告流程进行传染病的上报工作，首先应电话报告上一级部门，再填写传染病报告卡，报告卡上的内容应详细填写。

院内疫情报告的时间：发现甲类传染病，应以最快的速度报告卫生防疫站，城镇不得超过 2 小时，农村最迟不得超过 4 小时。发现乙类传染病，城镇应于 4 小时内，农村应于 6 小时内报告。其他应在 24 小时以内报告。疑似传染病病人，应作疑似报告。

疫情报告人：疫情报告人有法定报告人和义务报告人两种。所有的医务人员都是法定报告人。对传染病的一切知情者，包括家属、邻居、各行各业的干部职工均有报告疫情的义务。兽医发现人畜共患的传染病时，亦应上报。

（二）切断传播途径的措施

切断传播途径是消灭被污染的水源、食物和用具中的病原体和媒介昆虫，使外界环境无害化。

1. 一般卫生措施

一般卫生措施包括卫生习惯、饮食卫生以及粪便、垃圾、污水、污物的无害化处理。根据各种传染病的不同传播途径，采取不同措施。如肠道传染病采取管理水源、搞好饮食卫生、注意饭前便后洗手、灭蝇及蟑螂等措施。呼吸道传染病采取加强通风，保持室内空气新鲜等措施，流行期间减少集体活动等。平日积极开展爱国卫生运动，大力消灭蚊、蝇、虱子等媒介昆虫，能有效地控制虫媒传染病的传播。

2. 消毒

消毒是杀灭或清除外界环境中的病原体，使传染过程不能实现，是防止传染病传播所必须采取的一种有效措施。

3. 杀虫

杀虫是预防和控制虫媒传染病流行的关键措施，如消灭蚊子可杜绝疟疾、丝虫病、流行性乙型脑炎等病的传播。消灭苍蝇和蟑螂可防止痢疾和伤寒等病的传播。

（三）保护易感人群的措施

某种传染病发生后，人们是否易感，决定于他们的防御能力。防御能力包括非特异性免疫和特异性免疫。保护易感人群的措施，即从这两方面进行。

1. 增强非特异性免疫力

非特异性免疫力是指机体的皮肤、黏膜的机械屏障作用和它们所分泌的杀菌物质，单核－吞噬细胞系统和中性粒细胞的吞噬作用，以及补体、溶菌酶、干扰素等物质的体液作用。

增强非特异性免疫力的措施主要是改善人民的生活条件和营养条件，进行体育锻炼，增强体质和养成良好的卫生习惯，以增强人群对传染病的抵抗力。

2. 提高特异性免疫力

特异性免疫（又称获得性免疫）是指人体对某种病原体产生特异抗体的防御能力，通过隐性感染、患传染病或预防接种而获得。特异性免疫主要在出生后形成，从母体带来的先天免疫一般在出生后 6 个月消失。

提高特异性免疫力的措施是进行预防接种。预防接种又称人工免疫，是将特异性疫苗接种到人体，使体内产生抗体。进行系统的、有计划的预防接种，是提高易感人群免疫水平、阻断传染病流行的有力措施。

二、常见传染病的护理

（一）麻疹

麻疹是由麻疹病毒引起的一种急性呼吸道传染病。其传染性很强，常在冬末和春初流行。

1. 病因

麻疹病毒存在病人的眼、口、鼻、咽及支气管的分泌物中，当麻疹病人打喷嚏、咳嗽、哭叫或说话时，病毒随飞沫喷射出来，飘浮在空气中，若被没有出过麻疹，也没有做过预防接种的孩子（易感儿）吸进呼吸道，就会被传染上麻疹。麻疹除了这种直接接触病人可传染外，还可以通过间接接触传染。所谓间接接触传染是通过第三者接触麻疹病人后，带有麻疹病毒，再传给未与麻疹病人接触的易感儿。为了防止间接接触传染，在与麻疹病人接触后，应在室外阳光下照射半小时，待麻疹病毒杀灭后，才能再去接触易感儿。

2. 临床表现

麻疹在疹子未出之前，和感冒症状差不多，表现为发热、咳嗽、流鼻涕、打喷嚏、眼睛发红流眼泪。孩子发热3～4天后，在口腔颊黏膜，见有灰白色斑点，周围有红圈，这是麻疹黏膜斑，它是麻疹早期的一个特殊表现。麻疹病儿多在发病3～5天时皮肤上出现淡红色皮疹，先为点状，继而皮疹变大成斑疹，最后皮疹融合成片，颜色变为深红色。皮疹的出现有一定的顺序：先从耳后、颈部、面部开始，而后蔓延前胸、后背、四肢，最后到手、脚心疹子才算出齐。疹子一般经2～5天出透出齐，此时体温逐渐下降，精神和其他症状也有好转。皮疹按出疹的顺序消退。皮肤可见糠麸样脱屑和棕褐色色素沉着。色素沉着经2～3周完全消退，不留痕迹。这是典型的麻疹发病过程，从发热开始至皮疹消退，总共10余天，有经验的人把麻疹发病过程概括为"烧三天、出三天、回四天"，这是很有道理的。

临床也可见到不典型的麻疹，病儿表现体温不太高，麻疹黏膜斑不典型，只是颊黏膜粗糙发红，皮疹出得少，总的病程也短。这种轻症主要见于接种过麻疹疫苗的婴幼儿。

3. 并发症

在麻疹病程中，病儿可并发脑炎、肺炎、喉炎等并发症。

（1）脑炎。一般在出疹2～5天发生，也可在病程中任何时期发生，病儿持续高热、惊厥、意识障碍甚至昏迷,死亡率较高。

(2)肺炎。麻疹本身可引起整个呼吸道炎症,但若皮疹已消退,而高热持续,咳嗽加重,并出现呼吸困难可能并发了继发性肺炎。多见于营养不良和佝偻病小儿。

(3)喉炎。出现声音嘶哑加重,犬吠样咳嗽,吸气性呼吸困难,为麻疹并发喉炎的表现。

4. 治疗原则

宜采取对症治疗、中药治疗及并发症治疗的综合性治疗措施。

5. 护理措施

(1)卧床休息与休养环境。病儿在急性期体温较高,精神不好,要保证病儿有充分的休息和睡眠。最好卧床休息至疹子消退。为了使病儿休息好,应为病儿创造一个良好的休养环境,病儿居住的房间要保持安静,空气要新鲜湿润,经常开窗通风,但要避免对流风,不要让冷风直接吹到病儿身上。需要时可使用加湿器,使屋子里的空气变得湿润。要避免强烈的光线刺激病儿的眼睛,窗户拉上窗帘。居室灯光要暗,给病儿穿衣盖被要适当,穿、盖过多,捂得全身是汗,反而容易着凉感冒,而引起肺炎。

(2)高热的护理。护理本病与其他疾病引起的发热有所不同,处理高热时需要兼顾透疹,不宜采用药物或物理方法强行降温,尤其是禁用冷敷以免皮肤血管收缩,末梢血管循环障碍,使皮疹不宜透发或中途回疹。麻疹病儿如果没有并发症,发热不超过39℃,不必采用退热的措施,因为过早地退热会使毛孔闭塞,可以导致疹子出不透。但发热在39℃以上,不但使体内的营养物质和氧气消耗过多,还会引起惊厥。因此,需要采取一些退热措施,比如按医嘱服少量的阿斯匹林,或用温水给病儿擦浴等,都可以使体温下降。但必须注意,退热不要退得太快、太低,如果退得太快、太低,出汗过多,可能会造成病儿"虚脱",或者疹子没有发透,容易诱发并发症,一般退到38℃左右就可以了。

(3)饮食和水分的供给。食物给以清淡易消化的流食或半流食,多喝水和热汤,这样不但有利于将身体内的毒素排出,帮助退热,还可以促进血液循环,使皮疹容易发透。疹子消退,进入恢复期,此时病儿食量增加,可以吃软饭、糕点、瘦肉、鱼、水果及新鲜蔬菜等。除生冷油腻的食物外,不需"忌口"。

(4)皮肤、眼睛、口腔、鼻腔的护理。在保暖条件下,用温水给病儿洗脸、擦身,用淡盐水洗眼和漱口,并给病儿勤喝白开水,这样不仅可以皮肤、眼睛以及口腔保持清洁，还可以防止皮肤干燥，促进血液循环，有利于疹子发透。口唇干燥者，可以涂甘油或植物油。

（5）密切观察病情变化。麻疹并发症较多而且比较严重，但是只要我们注意了让病儿得到适当的休息、细致的护理，就可以预防和减少并发症的发生。此外，护理人员还必须注意密切观察病情变化，一旦发现并发症，应当立即请医生诊治，防止发生严重后果。

6. 预防

（1）隔离病儿。对麻疹病儿应做到早发现、早隔离、早治疗，及时报告疫情。一般隔离至出疹后 5 天，有并发症者延长至 10 天。对接触过麻疹的易感儿，隔离观察至 21 天。

（2）切断传播途径。隔离病儿不能出房间门，流行期间福利院应加强晨检，避免交叉感染。由于麻疹病毒的抵抗力弱，一旦离开人体很快就会失去致病力。因此，病儿的居室只要经常开窗通风换气，就可以达到消毒目的。病儿的衣服、被褥、玩具等可拿到室外晒 4～6 小时。

（3）保护易感儿及增强人群免疫力。

①自动免疫。对 8 个月以上小儿，凡未患过麻疹者都应接种麻疹减毒疫苗，复种年龄可在 5～6 岁之间。

②被动免疫。接触麻疹病儿后，可于 5 天内肌内注射麻疹免疫球蛋白。

（二）水痘

水痘是由水痘带状疱疹病毒引起的急性呼吸道传染病。可以发生在任何季节，但以冬春季最为多见。任何年龄的儿童均可得病，尤以幼儿及学龄前儿童为多见。得过一次后，很少再得第二次。

1. 病因

水痘病儿是主要传染源，在病儿的口鼻内存有大量的水痘带状疱疹病毒，说话、咳嗽、打喷嚏时，把病毒散布在空气中，没有得过水痘的小儿吸进呼吸道就可能被传染，这是主要的传播途径。另一种是直接接触传染，病儿口腔黏膜破溃或者疱疹的破溃处，都可以向外排出病毒，没有出过水痘的孩子，只要接触了被水痘病毒污染的食具、玩具、被褥及毛巾等用品，就也有可能得病。

2. 临床表现

水痘起病时，可出现发热、咽痛、鼻塞、流涕等现象，经过几小时至 1 天，皮肤上出现皮疹，也有的并不出现上述症状而直接出现皮疹，皮疹先出现在躯干和头部,逐渐蔓延到四肢。开始出的为红色小丘疹,经1～2天后变成椭圆形、绿豆大小的水疱,水疱周围呈淡红色,3～4天后疱疹变干,中心凹陷,然后结痂,痂皮1～3周脱落。由于皮疹是在发病后陆续出现的,因此在病儿皮肤上可同时见有丘疹、疱疹、痂皮存在。

3. 并发症

(1) 继发性细菌感染。疱疹继发化脓性感染,引起疖子、痈、蜂窝组织炎等,甚至引起败血症。

(2) 水痘脑炎。常发于出疹后3～8天,症状与一般的病毒性脑炎相同。

(3) 水痘肺炎。多见于成人及年长儿,常发生于病后1～6日。

4. 治疗原则

本病无特殊治疗,主要是对症治疗,可选用抗病毒的药物如病毒灵、阿昔洛韦等。

5. 护理措施

(1) 休息。发热时要让病儿卧床休息,吃些容易消化的食物,要多喝开水和果汁水。

(2) 皮肤的护理。嘱咐和管理孩子不要用手抓破痘疹,特别是注意不要抓破面部的痘疹,以免继发细菌感染,病变损伤较深时,有可能留下疤痕。为了防止这一情况的发生,要把孩子的指甲剪短,保持手的清洁,可缝制一副毛边向外的手套,戴在手上。

(3) 病儿的被褥要勤晒。衣服要清洁宽大,防止因穿过紧的衣服和盖过厚的被子,而造成过热的环境引起疹子发痒。

(4) 注意观察病情,及早发现并发症。如果病儿表现为高热、呕吐、烦躁不安或嗜睡,甚至发生昏迷或休克,这是并发败血症的表现。如果病儿表现出发热、抽风、昏迷、呕吐、站立不稳,或肢体瘫痪可能并发了脑炎。如果病儿出现咳嗽加重、呼吸急促、呼吸困难等症状是水痘并发肺炎的表现。观察到这些并发症的表现要及时报告医生。

6. 预防

(1) 隔离病儿。患了水痘的病儿一经确诊立即隔离至皮疹全部结痂为止。与水痘接触的易感儿,应隔离观察21天。

(2) 对使用大剂量激素、免疫功能受损和患恶性疾病者,在接触水痘2～3天内可注射水痘-带状疱疹免疫球蛋白(VZIG),可起到预防作用。易感孕妇在怀孕早期接触了水痘也应给予 VZIG。

（3）对接触了水痘的易感儿可接种水痘减毒活疫苗。

（三）猩红热

猩红热是由乙型溶血性链球菌引起的急性呼吸道传染病。多发生于冬春季节，发病年龄一般以 2～8 岁的儿童多见。

1. 病因

乙型溶血性链球菌主要寄生在病儿或带菌者的上呼吸道，他们的鼻咽排泄物中含有大量病菌，当说话、咳嗽、打喷嚏时随飞沫散到空气中，健康的孩子吸入带有病菌的空气，就有可能被感染。另外，接触或使用了被病儿传染过的食具、被褥、玩具、手帕及毛巾等也能被传染，但这种间接传染比较少见。

2. 临床表现

（1）轻型。猩红热有轻有重，有的病儿症状很轻，往往被人们忽略，直到病儿出现皮肤脱屑时，才知道是得了猩红热，这种病儿体温稍有增高，嗓子有点痛，皮疹也很轻，甚至看不出来，常常被误诊为感冒，这是轻型猩红热。

（2）普通型。得了普通型猩红热，起病较急，突然发高热，体温在 38℃～39℃之间，病儿嗓子痛，不敢咽东西，并伴有恶心、呕吐及全身不舒服等症状。多数病儿在发热的第二天或更短的时间出现皮疹，皮疹是红色斑疹，稍高出于皮肤表面，有些像"鸡皮疙瘩"，用手摸时有粗糙感。用手指按压皮疹，红色暂退，松手数秒钟后，皮肤仍恢复红色。皮疹先从脖子和胸部出起，在数小时内蔓延到全身和四肢，大约一天内疹子就出齐了。脸上一般没有疹子，仅呈红色，但在口唇周围及鼻尖不发红，而显得苍白，被称为"口周苍白圈"。此外，舌头也变得特别红，而且舌乳头红肿，很像鲜红的杨梅，医学上称它为"杨梅舌"。在皮肤褶皱处如肘前、腋窝、腘窝、腹股沟等处，皮疹密集而多，且常有皮下出血，形成紫红线条，医学上称它为"帕氏线"。以上这些都是猩红热的特殊症状。

疹子一般出 3～5 天后，逐渐消退，接着会有不同程度的脱皮，有像米糠样的脱屑，也有大片的脱皮，常见于手心、脚心，2～4 周脱完。

（3）中毒型。乙型溶血性链球菌可以产生外毒素，如果大量的外毒素进入血液循环，就会引起毒血症。病儿会突然发高热，体温达 40℃以上，出现头痛、呕吐、昏迷、抽风等症状，有时还可以发生严重的休克，病儿表现为面色苍白、四肢发凉、脉搏细弱、血压下降。此类病儿可见到典型的皮疹或出血性皮疹。这一类病人我们称它为中毒型。现在由于广泛应用青霉素进行早期治疗，使病情得以及时控制，这一型已很少见。

3. 并发症

少数病人在发病1～3周可并发肾炎、心肌炎、蜂窝组织炎等。

4. 治疗原则

首选青霉素，对青霉素过敏者可用红霉素。一般应用7～10天。

5. 护理措施

护理猩红热病儿过程中要注意做好以下几点：

(1) 卧床休息。引起猩红热的乙型溶血性链球菌产生的毒素可直接损害心、肝、肾等重要脏器，因此不但在患病的急性期必须卧床休息，而且恢复期仍要注意休息，其目的是为了预防发生并发症。

(2) 口腔护理。保持病儿口腔清洁是很重要的，既有利于杀灭咽部的细菌，又可预防继发感染。年龄大的病儿，每次吃饭或睡觉前后用温盐水或漱口液漱口，年龄小的病儿，可用镊子夹取消毒棉球蘸温盐水擦洗口腔，勤喂水也可以达到清洁口腔的目的。

(3) 皮肤护理。做好猩红热病儿的皮肤护理也很重要，出疹期病儿皮肤瘙痒，不但影响休息，如果抓破了还可能引起皮肤感染，所以要把病儿的指甲剪短。可用75%酒精轻轻涂擦瘙痒部位，既可止痒又可以消毒皮肤。内衣裤要勤换，最好穿柔软棉布制品。脱皮时可涂油脂，有大片脱皮时要及时用剪刀剪掉，嘱咐病儿不能用手强行剥离，以免引起皮肤感染。

(4) 饮食。患猩红热的病儿咽痛症状显著，病儿往往惧怕吞咽，应给予清淡易消化的流食或半流食，待咽痛好转后，可改吃软饭。鼓励病儿多喝水，使尿量增加，有利于细菌毒素的排泄，同时也能帮助退热，还能补充因发热消耗掉的水分。

(5) 观察病情变化。一般猩红热可以在福利院隔离、治疗和护理，但要随时注意观察病情变化，因为有少数病儿可出现并发症，常见的并发症有心肌炎，蜂窝组织炎和肾炎。在出疹期，病儿出现心慌气短、疲乏无力、脉搏加快，甚至呼吸困难，往往是并发了心肌炎的表现，应及时到医院诊治。在发病1周左右，病儿发热不退，颈部淋巴结处出现红、肿、热、痛，可能是咽部感染蔓延至颌下淋巴结，随后又侵入到周围组织而并发了颌下蜂窝组织炎。此时亦应在医生指导下，给予积极的治疗。在发病的第3～4周期间，要注意观察尿的颜色，尿像洗肉水样或呈浓茶色，说明尿中有血。如同时伴有面部、下肢水肿及尿少，提示孩子有并发急性肾炎的可能，应及时到医院诊治。

只要耐心细致护理病儿，及时发现并发症，采取相应的治疗护理措施，孩子就会很快恢复健康。

6. 预防

（1）隔离病儿。隔离至症状消失，有条件的做咽拭子培养 3 次阴性后，即解除隔离。

（2）切断传播途径。患了猩红热的孩子一经确诊应进行呼吸道隔离，病儿单独住一房间，隔离至用药后 7 天。居室要经常开窗通风换气，保持室内空气新鲜。病儿衣服、被褥要经常晾晒，漱洗用具、餐具、玩具等都要与健康孩子分开使用，在隔离期间不要让其他孩子与病儿接触。

（3）保护易感儿。对密切接触者应检疫 7～12 天，并可口服复方新诺明和红霉素 3 天以预防。

（四）风疹

风疹是由风疹病毒引起的一种比较轻的急性呼吸道传染病。多发生在冬春两季。主要通过呼吸道飞沫传染，多见于 1～3 岁小儿。

1. 病因

病原体为风疹病毒，病人是唯一的传染源，直接经空气飞沫传播，孕妇患风疹后，风疹病毒可通过胎盘传递给胎儿，可引起畸形。

2. 临床表现

得了风疹一般症状比较轻，全身症状不重，仅有低热及很轻的感冒症状。在发热的当天或第二天面部出现浅红色的疹子，很快遍布全身。皮疹持续 3～5 天消退。"发热即出疹，热退疹也退。"这是风疹的特点。常常在耳后、枕部及颈部的淋巴结肿大，这也是本病常见的体征。

3. 并发症

风疹并发症很少见，偶见扁桃腺炎、肺炎及风疹脑炎。

4. 治疗原则

不需特殊治疗，可采取对症治疗和中药治疗。

5. 护理措施

护理风疹病儿也比较简单，发热期间，应让病儿卧床休息，给以流食半流食，多喝水。还要注意保持皮肤及口腔的清洁卫生。

6. 预防

由于风疹的早期症状不明显，难以诊断，而到了皮疹出现可以确诊时，传染期已过，再加上本病的传染性不强，所以一般可以不隔离。

预防孕妇感染较为重要，尤其是妊娠 3 个月时，应尽量避免与风疹病人接触。为预防先天性畸形，育龄妇女可在怀孕半年前接种风疹疫苗。

（五）幼儿急疹

幼儿急疹是一种轻型传染病，又叫婴儿玫瑰疹，也就是大家常说的"烧疹子"。此病传染性不强，大多为散发，多见于冬春季，6～18 月龄小儿发病率最高。感染后可获得持久免疫力，第二次得病的极为少见。

1. 病因

本病的病原体是一种病毒，但目前尚未能分离出来，病原体可能通过呼吸道侵入血液，引起毒血症而出现高热及皮疹。

2. 临床表现

幼儿急疹首先表现为突然高热，大多数体温都达到 39℃～40℃，病儿虽然热度高，但精神、食欲均好，玩耍如常。可伴有恶心、呕吐、腹泻，偶尔可见到因高热引起惊厥的表现。发热 3～4 天体温下降，此时出现皮疹，皮疹为玫瑰色不规则的斑丘疹，出疹先见于颈部，很快遍布胸、背、腹及四肢，经过 1～2 天消退。它的特点是热退疹出或者说是疹出热退。

3. 治疗原则

本病主要为对症治疗，高热时可应用退热剂和物理降温措施以防高热惊厥。

4. 护理措施

由于皮疹出现以前只有高热不退，又无其他方面的特殊体征及症状作为参考，所以很难确诊，直到热退疹出才诊断明确。治疗与护理都应着重于发热的处理与护理，对高热的病儿及时采取药物降温及物理降温，病儿有高热惊厥史时，更应特别注意。高热时应多饮水，进易消化又富有营养的食物，以补充因高热而消耗的大量营养和水分。

5. 预防

本病传染性不强，仅在婴儿室中偶有流行，与病儿接触过的孩子应在 10 天内注意观察其一般情况，如果发生高热，可采取暂时呼吸道隔离。

（六）流行性腮腺炎

流行性腮腺炎俗称"痄腮"，是由流行性腮腺炎病毒引起的急性呼吸道传染病。一年四季均可以发病，但以冬春季节较多见。任何年龄的人均可以得这种病，但以 4～15 岁的学龄前与学龄期的儿童发病率较高。

1. 病因

流行性腮腺炎病儿和健康带毒者，是这个病的传染源。腮腺炎病毒通过空气飞沫侵入健康人的口腔、鼻腔黏膜后大量繁殖，然后进入血液，经血液循环到达腮腺使腮腺产生病变。另一途径是病毒也可以经腮腺管口直接侵犯腮腺而发病。

2. 临床表现

初得病时，先有发热，食欲不振及全身不舒适等症状，1～2天后在一侧或双侧耳垂下腮腺部位出现肿胀、疼痛。肿胀以耳垂为中心，向四周扩散，肿胀部位的皮肤表面一般不发红，摸起来有些发热，触之较硬，无波动的感觉，有压痛，张嘴或吃东西咀嚼时疼痛加剧。腮肿一般经4～5天逐渐消退，完全消退大约要1～2周的时间。除上述典型的临床表现外，有的病儿在腮腺肿胀时可无全身症状。

3. 并发症

流行性腮腺炎本身并非重症，但其可引起多种并发症，而且其中有些病情较重，常见并发症如下：

（1）脑膜脑炎。多发生于腮腺肿大后3～10天，表现为高热、头痛、呕吐、颈部强直、嗜睡或烦躁，甚至惊厥、神志不清。

（2）睾丸炎。多发生于腮腺肿大后3～13天，多见于12岁以上男孩，多侵犯一侧，表现为高热、睾丸下坠、肿胀、疼痛，阴囊红肿。

（3）急性胰腺炎。多发生于腮腺肿大后3～7天，多见于年长儿，表现为高热不退、恶心、呕吐、左上腹疼痛。

4. 治疗原则

无特殊治疗，主要是对症治疗、中医中药治疗。发生并发症时采取相应的治疗措施。

5. 护理措施

（1）卧床休息。重症病儿因高热，精神与体力都很差，应当卧床休息，以减少体力消耗，有助于健康的恢复。轻症的病儿，常常不能引起大家的重视，不注意对他们进行隔离与护理，任其自由活动，使疾病传播，病儿不能很好地休息，导致并发症的发生。

（2）合理的饮食。常因张嘴和咀嚼食物而使疼痛加重，因此，要给病儿吃富有营养易消化的半流食或软饭，不要给病儿吃酸、辣、甜味及干硬的食品，因为这些食品刺激腮腺分泌增加，刺激已红肿的腮腺管口，使疼痛加剧。要多给病儿喝温开水,这样有利于退热及毒素的排出。

(3) 发热的护理。对于发热超过 39℃ 的病儿,可采用头部冷敷、温水擦浴等方法退热,或在医生指导下使用退热药。

(4) 腮腺肿胀处的护理。在腮肿的早期,可用冷毛巾局部冷敷,使局部血管收缩,从而减轻炎症充血的程度,使疼痛减轻。也可用中药如意金黄散、青黛散用醋调后外敷。

(5) 口腔护理。注意口腔卫生,饭后及睡觉前后用淡盐水让病儿漱口或刷牙,清除口腔及牙齿上的食物残渣,防止继发细菌感染。对于不会漱口的婴儿,要勤喂白开水,也能起到清洁口腔的作用。

(6) 注意观察病情及早发现并发症。患有流行性腮腺炎除观察体温、腮肿疼痛等情况外,还要注意观察并发症的发生,出现了并发症应及时送病儿到医院住院治疗。

6. 预防

(1) 隔离病儿。隔离至腮肿完全消退为止。

(2) 切断传播途径。患腮腺炎后应进行呼吸道隔离,要与健康儿童分室居住,也不能在一起玩耍,以免传染。病儿用过的食具、毛巾等要煮沸消毒,由于这种病毒对紫外线很敏感,所以病儿的衣服、被褥、玩具及书籍等,放在阳光下曝晒,就可以达到消毒的目的。病儿的居室定时通风换气,这样既能使居室内空气新鲜,又可以达到消毒的目的。

(3) 保护易感儿。对易感儿可接种腮腺炎减毒活疫苗。

(七) 流行性脑脊髓膜炎

流行性脑脊髓膜炎,简称流脑,它是由脑膜炎双球菌引起的一种急性呼吸道传染病,也是小儿最常见的化脓性脑膜炎。本病多见于年长儿,婴幼儿得病后病情往往都比较严重。发病与流行主要在冬春季节。流脑常常散发出现,但也可造成流行。

1. 病因

在流脑流行季节,病儿或健康带菌者(带有病菌,但自己不发病)的鼻咽部,都有脑膜炎双球菌,通过说话、咳嗽、打喷嚏散布到空气中,再随空气进入到周围人的鼻咽腔内,若有的人抵抗力低下,细菌在体内生长繁殖,引起发病。

2. 临床表现

(1) 普通型。普通型流脑的初期症状和一般呼吸道感染的症状差不多,随着病情的加重，出现剧烈的头痛、颈后痛及像喷射一样的呕吐，病儿表情淡漠、嗜睡或烦躁不安甚至抽风、昏迷。婴儿得流脑后，囟门突出，眼睛发直，不吃奶，尖声哭叫。流脑最有诊断价值的表现是皮肤出血点。出血点多在病后1~2天内出现，分布于躯干与四肢，尤以臀部及下肢为多见。开始时出血点只有散在的几个，然后迅速发展成大小不等的淤点及淤斑，甚至呈大片。出血点早期为鲜红色，继而变成暗红或深紫色，严重者大片坏死，露出肌层，出现溃烂。

（2）暴发型。少数病人起病急骤，病势凶险，如不及时抢救，可危及生命。

①休克型。此型多发生于2岁以内的婴幼儿，休克是本型的主要表现，病儿面色发白、四肢冰凉、皮肤发花、脉搏细弱、血压下降。淤点、淤斑可迅速扩大融合成片或呈黑紫色坏死。

②脑膜脑炎型（脑水肿型）。此型以年长儿多见。表现为剧烈头痛、烦躁不安、频繁呕吐、惊厥甚至昏迷。

③混合型。兼有休克型和脑膜脑炎型的临床表现，病情更为严重。

3. 治疗原则

治疗的基本原则是发现病人，及时治疗就地抢救。这对降低病死率，控制流行有重要意义。

（1）抗菌药物治疗。磺胺类药物为治疗流脑的首选药物。青霉素对脑膜炎双球菌有强大的杀灭作用，但不宜透过血脑屏障，剂量须大。氨苄西林可用于耐药菌株或重症婴儿。

（2）暴发型的治疗。休克型除积极应用抗菌药物外，应迅速纠正休克；脑膜脑炎型治疗以减轻脑水肿，防止脑疝和呼吸衰竭为主；混合型根据临床表现，按上述两型治疗原则综合治疗。

4. 护理措施

病儿被诊断为流脑后，不论病情轻重，均应住院治疗。现在，由于有了特效药，只要正确治疗，大都能救治，也不留后遗症。但是关键在于大家对这个病的表现要有足够的认识，做到及早发现，及早治疗。

（1）隔离。小儿确诊为流脑后，要进行呼吸道隔离，从发病起不得少于7天，此期间不要与健康人接触，护理与探视病儿者均要戴口罩。病儿居住的环境要安静，空气要流通。病儿要卧床休息，恢复期也不应过早、过多的活动。

（2）病儿的饮食及营养的供给。轻者给以营养丰富、清淡的流食或半流食，要少量多次，以减少呕吐。重者由医护人员静脉输液或鼻饲补充营养和热量。要供给充足水分,特别是服磺胺药者,要勤喂水,利于药物排出,预防尿中产生磺胺结晶,减少对肾脏的损害。并且要注意观察尿的颜色、尿量,隔日留尿送化验检查,以便早期发现肾功能障碍。

(3)注意保持口腔清洁。常用淡盐水漱口,减少咽部细菌的繁殖。

(4)保持皮肤清洁。防止皮肤淤斑发生感染和坏死。破溃时可以涂龙胆紫或抗生素软膏,用纱布敷盖保护伤面。

(5)观察病情。注意观察病儿神志、面色和呼吸情况,经常检查出血点有无增多与扩大。危重病儿不得随意搬动头部,以免发生脑疝,发生呼吸衰竭而危及病儿生命。

5.预防

(1)隔离病人。发现病人后,应就地隔离治疗。接触者须医学观察7天。

(2)切断传染源。流行期间不要带儿童到公共场所去。注意居室经常通风,保持空气新鲜。

(3)保护易感人群。6个月至15岁儿童预防接种A群流脑吸附菌苗,有较好的保护作用。对密切接触者,可口服磺胺类药物预防。

(八)细菌性痢疾

细菌性痢疾是由痢疾杆菌引起的急性胃肠道传染病。夏秋季发病较多,主要发生于幼儿和学龄前儿童。

1.病因

患有痢疾的病人或带有痢疾杆菌的人,他们的粪便里有痢疾杆菌,它可以直接污染水源、衣服、玩具等生活用品,也可以通过病儿的手或苍蝇、蟑螂的爬叮而污染食物、食具,健康的小孩子如果喝了被污染的水,或吃了被污染的食物以及沾污了痢疾杆菌,又在饭前没有很好洗手,就可能得痢疾。

2.临床表现

细菌性痢疾分为急性痢疾、中毒型痢疾和慢性痢疾,其表现各有不同。

(1)急性痢疾。一般急性痢疾病儿,病后不久即出现腹泻,典型的脓血便或脓便。体温发热,一般在38℃～39℃,大便次数较多,每天可达10～20次,每次量并不多,同时伴有腹痛和里急后重感,即病儿表现为有大便感,但又排不出,蹲盆不愿起来。另外,还可以有食欲不振、恶心呕吐,一般精神还比较好,这是急性细菌性痢疾的表现。

(2)中毒型痢疾。此型来势凶猛,表现为突然发热,可达40℃以上,值得注意的是此型胃肠道症状不明显，病情已发展到严重阶段，仍无典型的痢疾样大便，甚至根本就不排便，往往通过肛门直肠内取便或灌肠后，才见脓便。由此可见，中毒型痢疾的诊断是比较困难的。中毒型痢疾常常是以神经系统症状先出现，病儿表现精神差，嗜睡或烦躁、谵语、惊厥或神志不清。表现面色苍白、皮肤发花、四肢冰凉、脉搏细弱、血压下降者为休克型；如果表现为高热惊厥为主，伴呼吸衰竭、昏迷者为脑水肿型，兼有以上两种表现者为混合型，更为危险。

（3）慢性痢疾。细菌性痢疾病程超过 2 个月不好者为慢性痢疾。造成慢性痢疾的原因主要是病儿体质弱，有贫血及寄生虫病，或因未能及时得到正确治疗，使得肠内病变不断加重，而形成慢性痢疾。此型病儿无高热，无急性腹痛和中毒症状。体温有时低热，恶心、呕吐、无食欲、腹部感觉不适。

3. 并发症

急性细菌性痢疾腹泻次数较多时可并发脱肛、肛门周围炎等。中毒型痢疾可并发中毒性心肌炎、中毒性脑病。慢性细菌性痢疾发生的并发症较多，常见的有营养不良、贫血、干眼病等。

4. 治疗原则

（1）病原治疗。选用对痢疾杆菌敏感的抗生素静脉用药，病情好转后可改口服。

（2）对严重病例可应用肾上腺皮质激素，利用其抗炎、抗毒、抗休克和减轻脑水肿的作用，进行短疗程大剂量静脉滴注。

（3）防治脑水肿及呼吸衰竭。可静脉推注甘露醇，减轻脑水肿。可使用呼吸兴奋剂，必要时辅以机械通气。

（4）防治循环衰竭。扩充血容量，维持水、电解质平衡。

5. 护理措施

中毒型痢疾需住院急救治疗，慢性痢疾现在少见，在此重点介绍急性痢疾病儿的护理。

（1）卧床休息。急性期为减少机体的消耗，减轻里急后重感，减少排便次数，应卧床休息。恢复期病儿可休息与活动相结合，避免过度疲劳。

（2）饮食的供给和补充水分。痢疾病儿因胃肠功能紊乱，食欲减退，同时也为了减轻胃肠道的负担，应给病儿吃清淡易消化的半流食如米粥、面条汤等。待大便次数减少，病情好转后改为软饭，吃些蛋类、瘦肉等高蛋白食物以增加营养。

要勤喂水,一方面可以补充因腹泻而丢失的水分;另一方面也可以加速细菌毒素的排泄,可以喝白开水、糖盐水、果汁水等,变换花样,病儿觉得新鲜就会多喝些。

(3)注意腹部保暖。腹部保暖可以减少胃肠的蠕动和痉挛,以达到减轻腹痛和减轻大便次数的目的。可将热水袋放置腹部,放置时最好让病儿侧卧,以减轻热水袋对腹部的压力。

(4)保持病儿臀部清洁,防止臀红。婴儿每次大便后用温开水清洗臀部并涂油,可以涂鞣酸软膏、凡士林或植物油。幼儿及年长儿应用柔软的卫生纸擦肛门。为了避免蹲盆时间过长,次数过多而引起脱肛,幼儿也可以采用尿布。发生脱肛时,可用凡士林油纱布或温盐水纱布轻揉托回。待痢疾好了,脱肛也就随之而痊愈了。

(5)注意观察病情。有少数急性痢疾病儿,在发病1~2天才转为中毒型痢疾,所以在此期间护理人员要注意观察病情变化,一旦发现中毒型痢疾的症状,应立即送往医院治疗。

此外,病儿每次大便后,还应注意观察大便的性质和量,并记录次数,前后进行比较才能了解病情是好转还是加重,为医生制定治疗计划提供可靠依据。

6. 预防

(1)隔离病人。首先对痢疾病人进行消化道隔离,食具要单独使用,每次煮沸消毒15分钟。病儿的衣服被褥要勤洗勤晒。护理病儿后要注意勤洗手,以防被传染。隔离至病儿症状完全消失,大便正常后一周。有条件的应做大便培养,两次阴性才能解除隔离。

(2)切断传播途径。

①注意搞好环境卫生。消灭苍蝇和蟑螂。

②注意饮食卫生。给孩子生吃瓜果时,一定要仔细洗净。防止吃变质食物。

③注意个人卫生。教育孩子饭前便后要洗手,不喝生水,不用牙咬指甲和用嘴吸吮手指。经常为孩子修剪指甲。

(九)病毒性肝炎

病毒性肝炎也称为传染性肝炎,此病是由肝炎病毒引起的一种常见传染病。目前已知能引起肝炎的病毒有甲、乙、丙、丁、戊五型。最常见的肝炎是由甲型肝炎病毒引起的"甲肝"和乙型肝炎病毒引起的"乙肝"。在这里我们着重介绍甲型病毒性肝炎和乙型病毒性肝炎。

1. 病因

甲型病毒性肝炎是由甲型肝炎病毒引起的肝炎，主要经粪—口途径传播，病毒存在于病人及无症状感染者的粪便中，污染水源和食物后，可造成暴发流行。此型主要感染儿童，以学龄前及学龄期儿童发病率较高。感染后能产生持久的免疫力。

乙型病毒性肝炎是由乙型肝炎病毒所致。主要通过生活密切接触、注射、输血及血制品，以及母婴垂直传播，有明显的家族聚集现象。传染源为病人和乙肝表面抗原携带者。我国为乙型肝炎高发区，婴儿和儿童感染后，易成为乙肝表面抗原携带者或慢性肝炎。乙型肝炎多呈散发，无明显的年龄与季节差别。感染后机体可产生相应抗体——HBs，其出现则表明已具有免疫力。

2. 临床表现

病毒性肝炎临床表现复杂，症状的轻重可有很大差别，轻者可无自觉症状，重者起病急，病情进展快，可成为暴发型肝炎，不同型的肝炎虽各有其临床特点，但同一临床型的表现相似。临床上可分为以下几种类型。

（1）急性肝炎。又分为黄疸型及无黄疸型。无黄疸型病儿症状很轻，常不易被察觉，而于化验检查时发现肝功能异常及轻度肝脏肿大的体征，此型恢复亦快。黄疸型肝炎以甲型肝炎病毒感染多见，潜伏期为2～6周，平均30天。

①黄疸前期。多起病急，大部分有中度以上发热，突出症状有精神不振、全身无力、嗜睡等，胃肠道症状较明显，如食欲不振、恶心、呕吐、厌食油腻、右上腹部不适或隐痛。年长儿自诉头晕、头痛。约持续2～7天，此期末尿多呈浓茶色，化验胆红素及尿胆原阳性，谷丙转氨酶明显增高。肝脏增大，有压痛及叩击痛。

②黄疸期。继尿色加深后，巩膜及皮肤出现黄染，约1～2周达到高峰，此时病儿自觉症状反而好转，恶心、呕吐减轻、食欲增加、发热减退，本期一般持续2～4周。若为乙型肝炎病毒感染表现为急性黄疸型，则胃肠道症状及黄疸均较轻，而且很少有发热。

③恢复期。黄疸和其他症状逐渐消退，精神、食欲明显好转，增大的肝脏开始回缩，肝功能逐渐恢复正常。本期病程1～2周，重症病例可延长至5～6周。

（2）慢性肝炎。多见于乙型病毒所致的肝炎，甲型肝炎目前亦发现有极少数病例迁延或复发。慢性肝炎有慢性迁延性肝炎和慢性活动性肝炎。

①慢性迁延性肝炎。患乙型肝炎半年以上未愈，常无症状或仅有轻度的食欲

不振、乏力、腹胀、肝区疼痛及肝脏肿大等,肝功能轻度不正常或反复波动。

②慢性活动性肝炎。患肝炎病史超过半年,有明显的症状,反复出现黄疸、肝大质偏硬,脾脏也增大。病儿一般情况较差,伴有肝脏面容(面颊消瘦、面色灰暗)、肝掌,肝功能长期反复不正常。

(3)重型肝炎。急性重型肝炎:即暴发型肝炎,于黄疸型肝炎起病后 10 天内,迅速出现精神、神经症状。甲、乙型肝炎均可导致暴发型肝炎,本型特点是发病急,病情迅速恶化。病儿消化道症状重、黄疸迅速加重,肝脏进行性缩小。更重要的是精神状态的改变,可作为早期诊断的依据。早期常有精神、智力、行为的异常,如性格的改变,过分的烦躁,异常的举动,幼稚的行为,语言重复,说一些与当时环境无关的话,都是肝昏迷的早期表现。神志发展至谵妄、半昏迷,昏迷。病情后期可出现抽搐、惊厥,最后可发生脑疝,导致突然死亡。病程中有明显的出血倾向、感染、急性肾功能衰竭、肝功能严重损害。

3. 治疗原则

治疗病毒性肝炎目前尚无满意的特效方法。主要为对症治疗和保肝治疗。应以中西医结合为主,对没有肯定疗效的药物,应慎重使用,原则上应少用药物,以防增加肝脏负担。

4. 护理措施

急性肝炎、慢性肝炎均可在福利院隔离治疗,重型肝炎则必须住院治疗。前面已述肝炎是由病毒引起的疾病,目前还没有有效的治疗方法,抗生素对病毒也无济于事。这样只能想办法调动机体的内在因素战胜疾病而达到康复的目的。用什么办法才能达到这一目的呢?那就是用科学的护理方法,护理和照顾好病儿。

(1)按消化道及血液隔离。甲型肝炎隔离期自发病日起不能少于 21 天,托幼、福利院等单位不可少于 45 天。急性乙型肝炎隔离至肝功能稳定正常。和肝炎病人密切接触的健康人,应到医院化验肝功能,万一得了肝炎可以早发现、早隔离、早治疗。

病毒性肝炎病人的粪便须用含氯消毒剂消毒。注射器、输血、输液器具采用一次性用品,用后应焚毁。病儿的餐具、水杯、奶瓶、药杯等用含氯消毒剂浸泡后,再煮沸或蒸汽消毒。病儿居住的房间地面、家具表面可用含氯消毒剂擦拭。呕吐物、排泄物,可用含氯消毒剂浸泡后再倒入厕所。病儿痊愈解除隔离后,病儿居住的房间及室内用物应进行终末消毒(参考清洁、消毒、灭菌章节)。

(2)休息。急性肝炎早期应卧床休息,恢复期可逐步增加活动量。一般治愈出院后，休息 1 个月复查，病情稳定可上学，但半年内不可做剧烈运动及体力劳动。

（3）合理调整饮食。在急性期适当增加糖、蛋白质及维生素的补充，减少脂肪的供给，给予清淡易于消化的饮食。如病儿食欲极差，摄入量不足，可由静脉供给。

①适量增加含蛋白质食物。蛋白质是受损的肝细胞及其他组织修复、生长和更新的物质基础，是机体产生抵抗力的原料。供给适量的蛋白质可以缩短病程，减少急性肝炎转为慢性肝炎。因此应给病儿多吃牛奶、豆浆、豆腐、瘦肉、鸡蛋等食物，以达到提高营养增强疗效的目的。那么，是否蛋白质吃得越多越好呢？也不是的，如果吃的过多，增加消化道的负担，使滞留在肠道的蛋白质发生分解形成带有恶臭味的有毒物质，对肝脏有毒性，反而加重或延迟肝炎的恢复。所以，蛋白质摄入过多也无益。

②多吃含糖的食物。糖是人体能量的主要来源，糖可提高肝脏的解毒能力。我们吃的食物主要来源于谷类、薯类，肝炎病儿只靠这些是不够的，他们每天需增加 50 克的水果糖，每天还可冲服 50～100 克葡萄糖粉，冲服葡萄糖的好处在于可以直接被肠道吸收利用，是非常理想的一种糖，但它甜度差，久服不易被孩子接受，病情好转后，也就不必再勉强孩子冲服了。是不是糖吃的越多越好呢？不是的，糖吃多了可引起胃酸腹胀，影响食欲，因此不能吃得过量。

③多吃含维生素丰富的食物。维生素可以增强肝脏修复、解毒、止血能力，同时可以减轻疲乏、增加食欲，应为病儿选择一些维生素丰富的食物，如新鲜蔬菜、水果、果汁等。

④适量吃含脂肪的食物。在肝炎的急性早期，病儿厌油腻，应吃清淡的饮食，症状减轻后，饭菜里如没有刺激食欲的油水，食物进入嘴中病儿会感到乏味难咽，这样就不能达到增加营养的目的。何况脂肪中溶解着我们人体必需的维生素 A、D、E、K。更不用说脂肪是人体的主要能量来源。

国外治疗肝炎传统饮食是"三高一低"即高糖、高蛋白质、高维生素和低脂肪。这一原则并不完全适合我国，因为我国，特别是广大农村饮食普遍为高糖、低蛋白、低脂肪标准。因此在这些地区，饮食不必过分强调限制脂肪。

⑤多饮水。多饮水可以促进体内废物及肝炎病毒排出体外，起到冲刷脏器的作用。还可以通过利尿而达到退黄目的。所以应多给病儿喝水，喝白开水、白糖水、葡萄糖水、果汁水均可，变化多样，迎合病儿的兴趣而达到能多喝水的目的。

病情好转恢复阶段，有的病儿会出现食欲亢进，就是吃得特别多，饮食量比生病前大大增加了，此时应避免过分增加营养，注意控制病儿的饮食量，以免造成体重增加过快，引起脂肪肝。

(4) 皮肤护理。黄疸病儿可有皮肤瘙痒症状，保持皮肤清洁可减轻瘙痒，有利于休息。病情轻者可进行沐浴，重者可用温水擦浴，并经常更换内衣、内裤。

(5) 安排合理的生活制度。为病儿安排合理的生活制度，在治疗中起着重要作用。制定每日作息时间及每周活动内容，使病儿生活有规律，精神愉快，促进身体早日康复。

(6) 观察病情。黄疸应随病情好转逐渐消退，若呈进行性加重，或出现烦躁、嗜睡、性格行为异常，及时与医生联系，防止肝昏迷的发生。

按时为病儿服用中西药物，对肝脏有损害的药物禁止使用，如磺胺类、巴比妥类药物。

5. 预防

(1) 隔离病人。发现福利院有肝炎病儿，要及早送到医院检查确诊，使病儿早隔离、早治疗。

(2) 切断传播途径。把住病从口入这一关，如教育孩子不吃街头摊贩售的食物，不共用水杯、食具等，注射时做到一人一针管一针头。为了保证血源、血制品的纯净，肝功能不正常和乙肝表面抗原阳性者不可以做献血员。

(3) 保护易感人群

①接触甲型肝炎病人的易感儿童，可注射免疫球蛋白有一定的保护作用。注射时间越早越好。

②乙型肝炎疫苗可使机体产生对乙型肝炎的自动免疫力。目前重点应用于乙肝表面抗原阳性母亲所生的新生儿以及与乙肝患者密切接触的人群。

(十) 细菌性食物中毒

细菌性食物中毒是食物中毒最常见的一类。由于吃了被细菌或细菌毒素污染的食物引起的，多发生于夏秋季节。

1. 病因

引起食物中毒的常见致病菌有沙门氏菌属、嗜盐菌、葡萄球菌和肉毒杆菌等。以下原因可造成食品被细菌污染，吃了这些被污染的食品，使大量病菌及毒素进入人体，就会发生食物中毒。

(1) 食品原料变质。鱼、肉、蛋、禽、奶等食品，因加工、运送、储存及保管不善，造成变质腐败。

（2）食品没有烧熟煮透，如整鸡、整鸭、容易外熟里生。

（3）生吃水果、水产品，凉拌菜未洗干净。

2. 临床表现

细菌性食物中毒有以下共同特点：

（1）有共同的传染来源，中毒者同吃一种被污染的食物，短时间内同时发病，当污染食物停止供应时，发病人数便很快减少。

（2）发病快，一般食后 2～24 小时内发病，病情轻重与进食数量有关，进食多者，食入病菌也多，病情也重。

（3）病儿通常出现以急性胃肠炎为主的症状，如恶心、呕吐、腹痛、腹泻等。但由于细菌的种类不同，其中毒症状也不完全相同。中毒症状严重的可有高热、惊厥、昏迷等中枢神经系统中毒症状。

（4）严重的食物中毒可因剧烈的腹泻、呕吐引起脱水酸中毒，甚至体温不升，脉搏弱而快，血压下降，尿少或无尿导致休克。肉毒杆菌引起的食物中毒，重者可引起呼吸肌麻痹或吞咽肌麻痹，因此诱发肺炎或心肌麻痹而危及生命。由此而见，预防细菌性食物中毒的发生是非常必要的。

3. 治疗原则

发生细菌性食物中毒后，一般采取抗生素治疗。腹泻症状轻的多饮水；严重者可由静脉补液，以纠正脱水。

如由肉毒杆菌引起的食物中毒应早期洗胃，及早注射多价抗毒血清，并积极采取对症治疗。

4. 护理措施

（1）饮食与休息。能够进食者，应给清淡易消化的流食或半流食。鼓励病儿多饮水。注意让病儿卧床休息。

（2）注意观察病情。严密观察病情变化，注意观察精神、神志、呼吸及循环状态。对于轻症病儿也不能麻痹松懈，必须随时警惕病情的突然转变。发现呕吐、腹泻加重或出现皮肤苍白、肢端湿冷、呼吸深而快等表现应立即请医生诊治。

5. 预防

预防细菌性食物中毒的关键，就是注意饮食卫生，加强饮食卫生管理，尤其是在夏秋季节对食物的加工制作、储存都要加强管理，具体预防措施如下：

（1）对肉类食物及海产品要充分加热，不吃变质或未经检验的肉类。

（2）食品在制作过程中，要做到生熟分开，即切生菜的刀和案板不能再切熟食品，放过生鱼、生肉的容器不能再盛放熟食。

（3）吃凉拌菜要注意洗净，最好用开水焯 3～5 分钟。加醋和蒜也有杀菌作用。

（4）吃剩的饭菜，存放在冰箱内或阴凉通风处，吃前彻底加温，以杀灭细菌。

（5）罐头食品过期或罐盖鼓起，色香味改变的，不能再食。

本节复习题

1. 麻疹、猩红热、流行性腮腺炎常见并发症有哪些？

2. 对麻疹病儿的高热护理应注意什么？

3. 典型水痘皮疹有何特点？

4. 猩红热有哪些特殊症状？

5. 如何为猩红热病儿做好皮肤护理？

6. 了解麻疹、水痘、猩红热的隔离期。

7. 流行性腮腺炎病儿的饮食需注意什么？

8. 幼儿急疹、风疹有何临床特点？

9. 如何预防流行性脑脊髓膜炎？

10. 中毒性痢疾临床表现有何特点？

11. 病毒性肝炎急性期为何强调要充分休息？

12. 简述如何合理安排急性肝炎病儿的饮食。

13. 细菌性食物中毒具有哪些共同特点？

14. 如何预防食物中毒？

第五节 护理记录

学习目标：通过本节的学习，使学员能够对重症病儿的护理工作进行准确、及时、详细的记录，并通过记录使学员掌握重症病儿的病情变化和护理状况，同时为医务人员及时发现重症病儿的异常情况提供依据，使护理工作内容得到准确的记录。

一、重症病儿护理记录方法

生活在儿童福利机构的孤残儿童中，有部分是重症的残疾儿童，他们的护理工作内容与一般孤残儿童是不相同的，需要给予更进一步的护理措施，以确保重症儿童的护理需求。因此，作为孤残儿童护理员应该在医务人员的指导下，完成一些具有一定难度的生活照料和护理观察，及时发现重症儿童的病情变化，并对这些护理方法及效果进行记录，为医务人员护理治疗提供第一手资料。

（一）目的

1. 客观记录并反映重症儿童护理照顾和护理观察的情况。

2. 体现孤残儿童护理员完成护理工作的内容、过程和方法。

3. 为及时发现重症儿童的病情变化提供文字依据。

4. 有效地促进孤残儿童护理员护理技术水平的提高。

5. 作为日常护理工作重点交班内容和检查核对工作情况的依据。

（二）要求

1. 根据医嘱和重症儿童的护理要求，在医务人员的指导下完成护理生活和护理观察。

2. 需要动态和连续地反映孤残儿童护理员执行护理生活和护理观察的过程。

3. 需要动态和连续地反映孤残儿童接受相应护理措施的效果。

4. 根据采取的护理措施进行记录，做什么写什么，谁执行谁记录。

5. 记录应客观、真实、及时、完整，简明扼要，重点突出，使用相关的医学术语。

6. 认真仔细进行记录，字迹清楚端正、无错别字、无涂改、页面整洁。

（三）内容及方法

1. 严格按照医嘱的要求和重症儿童的护理操作技术进行护理工作。

2. 对楣栏各项认真填写，包括姓名、性别、床号、记录日期等。

3. 记录内容：体温、脉搏、呼吸、饮食、大便、小便、呕吐等。

4. 日间用蓝或黑色圆珠笔（或签字笔），夜间用红色圆珠笔（或签字笔），写明班次并签全名。

5. 每一项操作必须写清楚执行时间，护理记录的内容应按照时间顺序自上而下记录。

6. 生命体征记录

（1）记录测试时间应根据医务人员的要求实施。

（2）测量生命体征应按照护理操作的要求进行。

（3）计量单位：体温为：℃；脉搏为：次/分、呼吸为：次/分。

7. 出入量记录

（1）入量：包括每日饮水量、奶量、食物量等。固体食物应记录食物品名、数量及其含水量。需准确记录液体入量的可用量杯或已测量过的容器进行测量。

（2）出量：包括大小便的次数和性质、呕吐物的次数和性质等。需准确记录液体出量的可用量杯或已测量过的容器进行测量后记录。如为正常大便记录数字，不正常大便画"×"，水样便用"※"表示。

（3）出入量24小时总结两次。第一次是白班孤残儿童护理员在下班前进行总结；第二次是夜班的孤残儿童护理员按规定时间总结全天总的出入量。

（4）出入量计量单位：次数（或毫升）。

8. 重症儿童护理记录表（表2-5-1）。

（四）注意事项

1. 在认真观察的基础上，客观、真实地记录重症儿童每日的护理情况，不得随意涂改和主观编造。

2. 护理情况应随时记录，不能下班时补记，避免记录不完整和不准确。

表 2—5—1 　　　　重症儿童护理记录表（遵医嘱填写）

姓名_____性别_____年龄_____床号_____记录日期：　　年　　月　　日

时间	体温	脉搏	呼吸	入　量		出　量					
				饮食种类	饮量	小便（次数或毫升）	小便性质	大便（次数或毫升）	大便性质	呕吐（次数或毫升）	呕吐性质

备注：食物种类：指奶、水、米饭、粥或其他食物
　　　饮量：指奶、水、粥、面条汤等液体食物的毫升数；指米饭、馒头等固体食物的量，常用一碗或一杯来计算

二、重症病儿病情书写方法

病情的书写是将重症病儿的病情变化过程通过文字的形式进行记录，这样能及时、准确地了解重症病儿的病情变化，以便医务人员给予正确的处理，防止疾病治疗的贻误，同时也促进孤残儿童护理员对病情观察水平的提高。

（一）目的

1. 客观地记录并反映重症病儿病情变化的过程。

2. 为及时发现重症病儿的病情变化提供依据。

3. 有效地促进孤残儿童护理员病情观察水平的提高。

4. 作为日常护理工作重点交班内容的依据。

（二）要求

1. 根据医嘱和重症病儿的护理要求，在医务人员的指导下完成病情观察和记录。

2. 需要动态和连续地反映重症病儿病情变化的过程。

3. 记录应客观、真实、及时、完整，简明扼要，重点突出，使用相关的医学术语。

4. 认真仔细进行记录，字迹清楚端正、无错别字、无涂改、页面整洁。

（三）内容及方法

1. 在医务人员的指导下进行护理工作。

2. 对楣栏各项认真填写，包括姓名、性别、床号、记录日期等。

3. 日间用蓝或黑色圆珠笔（或签字笔），夜间用红色圆珠笔（或签字笔），写明班次并签全名。

4. 病情记录的时间一定要准确，应按照时间顺序自上而下记录。

5. 记录内容

（1）在日常生活照料中发生的变化（如精神、情绪、食欲、大小便、睡眠等情况）以及病情的变化。

（2）生命体征变化：体温、脉搏、呼吸等情况。

（3）其他可记录口腔护理、臀部护理、褥疮护理，氧气吸入等情况。

（4）记录白班总出入量、大夜班记录 24 小时总出入量。

（5）出现的护理问题，如何给予的处理？处理结果如何或医务人员给予的对症处理及处理后的效果等。

（6）交班时需要下一班观察的及可能发生的病情变化。

6. 根据记录的要求，给出下面的记录模式：

病例：孤残儿童 14 岁，男孩，上感发热，咳嗽严重，喘憋明显。

（1）接班后体温 39℃，呼吸 30 次/分，心率 100 次/分；

（2）精神较弱，食欲欠佳；根据医务人员医嘱给予头部冰袋降温，一小时后测体温下降到 37.5℃；10Am 测呼吸为 24 次/分、心率 80 次/分；按医嘱要求给予口服药物和持续鼻导管氧气吸入。

（3）大小便无异常。

（4）24 小时总入量：1200 毫升、总出量：1000 毫升＋小便 5 次数，大便 2 次。

（5）请下一班注意观察：精神、食欲、体温、呼吸、心率的变化；病儿缺氧情况。

按照以上要求书写之后，执行者应签名。

（四）注意事项

1. 在认真观察的基础上，客观、真实地记录重症病儿病情变化，不得随意涂改和主观编造（表 2—5—2）。

2. 每次记录都应将病情变化、处理方法和处理结果阐述完整。

3. 应根据病情的变化随时记录，不能下班时补记，避免记录不完整和不准确，遗漏重要的问题，对交接工作带来影响。

4. 有不能解决的问题应及时报告医务人员，防止发生疾病的加重。

表 2—5—2　　　　　　　重症病儿病情记录表（遵医嘱填写）

姓名_____性别_____年龄_____床号_____

日期	时间	病情变化及护理记录	签名

第三章　康复训练

第一节　肌张力与痉挛的概念

残疾儿童通常有肌张力异常和运动异常。异常的肌张力以及由此产生的并发症可以在很大程度上影响儿童的运动及功能。本章讨论痉挛、低张、共济失调、肌张力波动等概念。脑瘫是最常见的一种产生肌张力改变的情况。下面以脑瘫为例进行叙述。

肌张力是肌肉应对被动牵拉产生的阻力。正常的肌肉存在一定的张力，处于运动的准备状态。休息时，虽然肌肉不产生运动，但这种张力也是存在的。肌张力有神经性成分和非神经性成分。神经性成分包括本体感觉性反射和中枢神经系统的清醒状态；非神经性成分包括肌肉及结缔组织的物理性质——弹性。

对被动牵拉产生的阻力不包括由于关节、韧带及骨结构异常如关节挛缩造成的固定性畸形。可以通过睡眠时或麻醉状态下区分神经肌肉性的肌张力增高和关节畸形的情况。

痉挛是上运动神经元损伤的表现。上运动神经损伤的疾病有：脑瘫、脊柱裂、脊髓损伤、脑外伤及某些神经性疾病。痉挛的程度可以依儿童的警觉程度不同而变化。焦虑、激动、疼痛、皮肤刺激都可以增加痉挛的程度。由于运动用力和肢体抗重力的活动也可能加重痉挛，但并不与某一特定活动有关。

痉挛性脑瘫儿童通常以痉挛的分布情况分类。偏瘫（身体的一侧受累）；双侧瘫（身体的两侧均受累，但下肢明显）；四肢瘫（四肢及躯干均受累），这些都是描述脑瘫的常用术语。

偏瘫：偏瘫为身体的一侧受累。通常是大脑半球的一侧先天性结构异常或在子宫内或出生后不久发生脑血管意外。其他原因包括蛛网膜下出血、脑肿瘤、脑血管畸形、脑室出血或生产过程中缺氧都可以导致四肢瘫，但是会有明显的身体两侧不对称的受累表现,类似偏瘫。但经过详细检查会发现全身肌张力异常的表现,如:高张、共济失调、徐动等。偏瘫患儿多数为痉挛型,个别的有不同类型的肌张力异常的表现。

双侧瘫:双侧瘫的患儿双下肢会明显的痉挛,上肢程度比较轻。一般发生在早产儿。由于血管发育不成熟,通常会有脑室内出血。这种出血会影响皮层的下传纤维的构成,该部位是控制下肢运动和协调的区域。脑瘫、脊柱裂、脊髓损伤等都可有痉挛性双侧瘫的表现。

四肢瘫:痉挛可以遍及双上肢和双下肢。上肢可以比下肢更明显。痉挛的程度可以因人而异,或即使在同一个患儿身上分布也可以不均衡。

痉挛与肌张力增高通常界限不清,有人将二者互换。肌张力增高是对关节被动活动时产生的异常增高的阻力;而痉挛是肌张力增高时速度依赖性的牵张反射亢进、阵挛。被动运动的速度越快,痉挛越明显,并且随着运动方向不同痉挛的程度有所不同。高张只是痉挛的特性之一。

肌张力或痉挛最明显的特点是患肢僵硬,轻者肢体仍可进行功能活动;重者肌张力对肢体持续牵拉,肢体只能进行共同运动,影响进行随意运动。躯干和颈部的肌张力也可以受到高张的影响,或间歇性的低张,也可突然出现痉挛。

第二节　痉挛性儿童的特点及康复训练

一、肌张力

痉挛性脑瘫儿童,婴儿时可能表现为低张,随着年龄增长肌张力和痉挛逐渐发展。最初的表现包括:易激惹,不能忍受俯卧,强烈的拥抱反射,下肢活动减少,或不能进行下肢运动,僵硬,角弓反张,有可能有癫痫发作。轻者症状不明显直至到发育里程碑阶段才表现出来,如到该坐的年龄仍然不会坐。

二、姿势与关节排列

(一)偏瘫

通常姿势不对称,多数情况下,肢体持重不均衡。由于健侧伸肌的过度活动,躯干通常是向健侧侧屈;偏瘫侧骨盆上提;头转向患侧;由于健侧持重过多,可以呈现出明显的不对称姿势。健侧躯干总是位于患侧的前方。也可以有患侧发育落后，表现出双下肢不等长，这些因素都可以引致不对称姿势（图3-2-1）。

（二）双侧瘫

由于腘绳肌和腰伸肌痉挛致使髋关节过度伸展，所以坐位姿势也会受到影响。可以表现为坐位时骨盆后仰、脊柱代偿性屈曲，特别是胸椎屈曲迫使下颌前倾或者靠上肢内旋、肩胛回缩帮助坐位稳定。双侧瘫儿童站位时很难使体重前移使双脚正常持重。髋关节屈曲、内收内旋伴踝关节跖屈是双侧瘫儿童典型的站姿（图3-2-2）。

（三）四肢瘫

根据轻重不同异常姿势可以包括：头前倾、上部颈椎过伸、骨盆倾斜、骨盆旋转、骨盆过度前倾或后仰。髋关节可以表现为风吹样畸形，既骨盆出现旋转、髋关节一侧内收一侧外展、双膝总是指向侧面，或左侧或右侧，即使儿童面向前方时也是如此。因为全身受累，患儿往往有产生姿势畸形的危险，包括脊柱侧弯、腰椎前突/后突过度、骨盆倾斜（图3-2-3）。

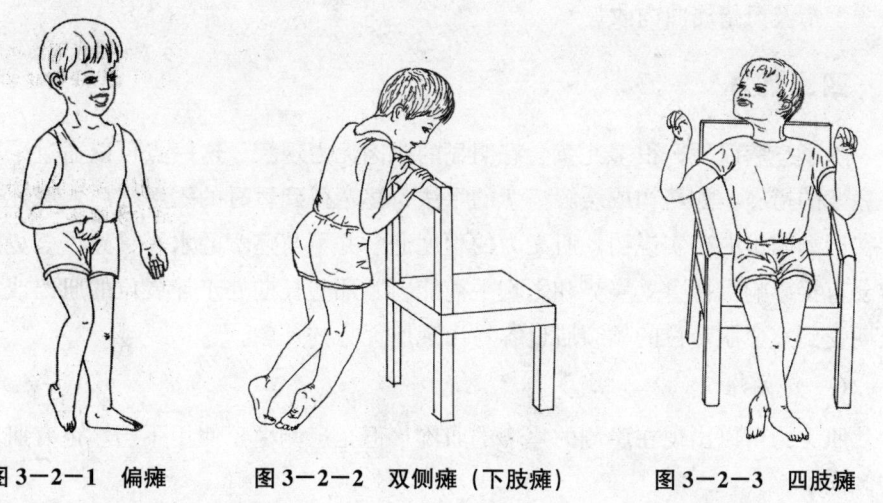

图3-2-1　偏瘫　　　　图3-2-2　双侧瘫（下肢瘫）　　　　图3-2-3　四肢瘫

三、关节活动度与挛缩

痉挛肌对关节的持续牵拉使受累关节处于静止的位置，所以极易产生关节活动受限和关节挛缩。肘关节屈曲、前臂旋前、腕关节屈曲、手握拳、髋关节屈曲、膝关节屈曲是常见的挛缩畸形。肌肉痉挛使关节周围的拉力不均衡，导致关节畸形如，脊柱侧弯、关节半脱位或关节脱位如髋关节脱位。

（一）偏瘫

由于痉挛和忽略患侧的活动，患侧的关节活动度通常会减低。偏瘫患儿应该避免出现下列挛缩畸形：肩关节内收内旋、肘关节屈曲、前臂旋前、手指屈曲、拇指屈曲内收；髋关节内收内旋、膝关节屈曲、踝关节跖屈。由于某些习惯性的姿势，健侧可有关节活动终末紧张。

（二）双侧瘫

由于痉挛的影响，下肢的肌肉往往处于短缩的状态。患儿极易产生髋关节屈肌、髋关节内收肌、腘绳肌和腓肠肌的挛缩。髋关节的畸形包括半脱位股骨颈外翻、前旋；踝关节和跟骨的内翻也非常多见。双侧瘫患儿有产生颈伸肌紧张的可能性，因为他们可能为保持姿势经常需要颈前伸。严重的痉挛性双下肢瘫可能导致下肢废用性萎缩并且影响生长。

（三）四肢瘫

常见的挛缩有髋关节屈曲、髋关节半脱位或脱位、膝关节屈曲、跟腱短缩、船底脚；上肢可能出现肩关节的内收内旋、肘关节屈曲、前臂旋前、腕关节掌屈、手指及拇指屈曲内收。

四、肌力

除了痉挛以外，很多儿童会有明显的肌肉无力现象。这一点可以通过采取缓解痉挛的措施，如药物或缓解痉挛的手法，痉挛得到暂时的缓解之后，患儿仍然存在运动困难的事实说明，肌无力的程度通常并不与痉挛的水平一致。姿势肌无力会直接影响保持直立姿势和影响平衡能力。那些长期处于伸展位的肌肉或那些长期受到痉挛肌牵拉的颉颃肌也容易出现肌无力的现象。

（一）偏瘫

肌无力可以出现在患侧的痉挛的肌肉，但是患侧由于使用不当，也有肌无力的倾向。

（二）双侧瘫

下肢无力比上肢无力表现得更突出。由于废用，常表现为主要的大肌群无力及关节排列异常。若在体位转换或移动过程中经常使用上肢来代偿下肢无力的话，上肢肌力可能正常或相对强壮。

（三）四肢瘫

肌肉无力可以与痉挛并存，部分原因可能为肢体活动受限或缺乏功能性使用肌肉。肌无力常发生在姿势肌，如控制头和躯干的肌肉，造成抗重力性活动受损及姿势排列异常。

五、功能性运动

所有这些损害都会给儿童的运动技能和运动发育带来影响。影响运动发育的程度（俯卧、坐、手膝位、跪位、站位）取决于痉挛的程度和分布。异常姿势和平衡差可以在各个体位表现出来。通常会用较长的时间才能够获得这些能力，并且是异常运动模式。即使能够静态的保持这些姿势，也很难进行体重转换及进行功能活动。他可能在地板上圆坐，但是试图去拿玩具时则会摔倒，更不能变换体位；以共同运动模式为主，很少有侧屈或旋转。当试图从俯卧到仰卧时，患儿会全身伸展将自己摔向仰卧位，而不是通过头、颈、躯干及骨盆的旋转及用上肢协助进行。高级粗大运动技能如行走需要复杂的平衡机制、肌肉控制能力和协调能力、肌力和全范围的关节活动度等方面都是不足的。即使最后能够获得行走能力，也是以异常运动模式进行的，并且通常需要借助行走助具。

（一）偏瘫

由于缺乏双侧的协调能力，患儿的运动发育会延迟。他可能依赖健侧持重、伸手取物、忽略患手的使用。爬行时只依赖健侧肢体的运动、可能只会向一侧翻身、转换体位的能力延迟。比如，一个左侧瘫的儿童从右侧起床，各种体位下平衡及体重转换的能力均下降。偏瘫的儿童可能越过爬行的运动阶段，但是会比较早地学会侧坐和用健侧肢体挪动。虽然运动模式异常，多数偏瘫的患儿最终会行走。常见的偏瘫儿童的步态偏移有三种类型：一是髋关节屈曲/内收/内旋、轻度的膝关节屈曲、明显的踝关节跖屈/内翻；二是轻度的髋关节内旋/屈曲、膝关节过伸、踝关节跖屈；三是轻度髋关节屈曲/外旋、轻度的踝关节跖屈/外翻。无论哪种类型的步态，患侧持重都差，摆动相髋关节不能充分屈曲而以外展代偿。

（二）双侧瘫

下肢的粗大运动受限、姿势不稳定，导致独立坐、站的能力均延迟。即使有静态的姿势，但很难有动态的平衡。他们习惯于"W"坐姿。因为该坐姿支撑面积大，坐位稳定。翻身、爬及坐、站、行的能力均受损。爬行时下肢不能交替运动，而是用"兔跳"的形式双腿同时向前运动。从地板上站起来时，缺乏单腿跪的过程。他们通常靠上肢启始运动。如，站起来时他们会用双手拉而不是靠双腿蹬的力量。双侧瘫的儿童运动能力发育会延迟，但是多数都会行走，但可能需要借助辅助具。

（三）四肢瘫

因为四肢均受累，保持体位和变换体位的能力均受损。严重者可能不能俯卧、侧卧及无支撑坐。另外，轻型四肢瘫的儿童，他们很难进行需要屈伸等平衡反应的活动（圆坐、跪位、四点位），躯干旋转的能力缺乏。很难独立行走，多数需要支具、助具的辅助。

六、精细运动

精细运动障碍可能直接源于手部的痉挛所致或由于躯干或上肢的痉挛影响上肢的伸展和身体的移动，将手伸出去或将手至口的能力均困难。缺乏稳定和平衡反应能力也会影响上肢的使用。他们可能需要用上肢稳定自己，所以使用手的机会会减少。手向外伸展、抓握、放开，手的操作能力，手至中线、跨越中线，双手之间的传递能力，手至口的活动都会受到限制。

（一）偏瘫

从1岁开始患儿就会表现出喜欢用健手，随着年龄的长大，其表现会越来越特殊。婴儿期就会发现患手总是握拳。他（她）会自然地用健手进行一切伸展取物、手的精细操作、上肢持重等的活动。患侧可以完全被忽略或只作为辅助手，可能只有部分异常的精细活动。

（二）双侧瘫

虽然双侧瘫患儿上肢受累不明显，但是手操作等精细活动的能力会大大减弱。若他们需要用手保持平衡或用手协助移动，那么他们练习和完善手的精细活动的机会也会减弱。

（三）四肢瘫

由于上肢的痉挛和平衡受损，手的精细活动会延迟或缺失。严重的四肢瘫的儿童将手指伸开，更不可能抓握玩具。轻者，可能用手进行非常基本的功能活动，但是速度缓慢、模式异常。

七、日常生活活动

根据痉挛的严重程度和分布情况，患儿日常活动能力的发展可能延迟或完全依赖他人。

（一）偏瘫

虽然偏瘫儿童的日常活动能力会延迟，但是多数偏瘫儿童通过借助或不借助辅助用具都会获得独立的日常活动能力。他们会经常只使用健手或只用患手作为辅助手。对于需要双手的精细活动，如系鞋带、扣纽扣等的活动会非常困难。

（二）双侧瘫

双侧瘫的儿童一般会有头、躯干和上肢的控制，但是需要对日常活动作适当的调节，他们才能独立进行。如穿脱鞋袜时，让患儿靠墙坐稳，他可能将注意力集中到下肢的活动上。

（三）四肢瘫

痉挛性四肢瘫一般需要较多的帮助才能进行日常生活活动；有些患儿可能完全依赖他人。

八、感觉功能

多数痉挛性的患儿存在感觉功能受损的问题，知觉包括本体感觉、前庭觉、触觉、听觉，这些方面都有可能存在问题。这些损害可能继发于他们异常的运动能力；或是他们缺乏某种机会或体验。由于缺乏触觉刺激，他们可能在口、面、手、脚的部位有感觉过敏的现象。由于他们的运动能力有限，他们的运动体验、平衡控制能力也就欠缺，所以这些儿童可能恐惧运动。

（一）偏瘫

偏瘫儿童通常有明显的知觉障碍和对患侧的忽略现象。患侧可有感觉过敏和感觉防御；而有些部位可能有感觉迟钝。患侧的本体感觉会减弱，有时需要通过关节加压、对肌腹的深压觉才能使儿童体会到运动。患侧可有关节位置觉和两点识别觉障碍。视觉也可受损，可以见到偏盲、斜视等视觉问题。

（二）双侧瘫

双侧瘫的儿童下肢会有触觉、运动觉、本体感觉降低。这种现象可以被运动缺乏进一步强化。

（三）四肢瘫

痉挛性四肢瘫的儿童有明显的感觉功能障碍。由于主动运动和活动能力有限，他们接受的前庭觉和本体感觉刺激减少，因此，会进一步影响感觉功能。

（四）口面功能

由于咀嚼和吞咽的问题，这些儿童通常会有误吸的现象。

偏瘫。由于面部的肌肉控制和感觉的不对称性，咀嚼过程中的下颌及口腔运动会有困难，不能适当地闭唇及吞咽，很难避免食物，特别是流体从口腔外溢。

四肢瘫。由于四肢瘫的患儿姿势、感觉存在很多问题，他们的口面也会有很多问题。常见的问题有张力性咬合反射使他们很难随意进行张口和闭唇的动作；不能咀嚼、舌不能在口腔内移动食团；食物外溢；呕吐反射或过强或低下。这些问题会引起非常严重的并发症，如误吸或气道梗阻。

交流。轻者发音障碍，重者根本就不能讲话。

认知功能。由于脑损伤和继发于运动障碍，限制了他们正常儿童发育所必须的游戏和学习的体验。

呼吸功能。由于异常姿势和缺乏运动，不能正常使用躯干肌、呼吸肌，他们没有机会发展体力及耐力。

双侧瘫。这些儿童有时在运动过程中需要屏住呼吸，这样不仅限制呼吸功能，对语言和耐力也会带来影响。

第三节　肌张力低下（低张）儿童的特点及康复训练

肌张力低下（低张）是指肌肉的紧张度或对运动的阻力降低。低张并不与肌肉无力等同，但它可以与肌肉无力同时存在。低张可以由于外伤、肌病及中枢神经系统损害引起。它可以是脑积水、脑瘫、早产儿、脊髓损伤、周围神经损伤或其他先天性疾病，如唐氏综合征等疾病的一种表现。那些共济失调、徐动或痉挛性的脑瘫儿童，在婴儿期都有可能是低张的。

一、肌张力

低张的脑瘫儿童四肢及躯干的肌肉张力是低的。临床检查时会发现对被动运动的阻力降低；触诊时肌肉松软。

二、姿势及关节排列

多数低张的婴儿通常保持在屈曲位，特别是肘、髋、膝关节休息时也是屈曲位的，四肢多处于外展位。外观软弱无力，很少或基本没有头的控制。为了稳定自己，席地坐时，双手放在外展的下肢之间；脊柱是屈曲的，特别是颈椎过度前屈使头向前探出。站位时，膝过伸、足外翻、髋屈曲、腰椎前凸（picture）。由于缺乏肌肉活动，肌肉不能对关节提供足够的稳定性和保护，这些儿童很容易出现关节挛缩和畸形。严重的低张者，由于肌肉没有抗重力收缩的能力，儿童在仰卧位时，下肢会一直处于"青蛙"状，既：髋关节外展、外旋；膝关节屈曲、踝关节跖屈。这种姿势时间久了，可以导致髋关节脱位及髋、膝、踝关节的挛缩。脊柱侧弯、脊柱前凸、寰椎不稳定、胸廓异常（扁平胸或鸡胸）、髋关节脱位或半脱位、膝关节过伸、髌骨移位、踝足外翻是低张儿童常见的畸形。

三、关节活动及挛缩

肌张力低下加之关节及韧带松弛，关节活动往往会过度，然而肌肉无力或低张也可以导致关节挛缩。如：踝背屈肌的低张和明显的肌无力，因为不能主动牵拉腓肠肌和踝关节背屈，所以可以发展成跟腱挛缩。

四、肌力

低张的儿童很难做抗重力的活动。俯卧抬头和直立位的发展会延迟。缺乏正常肌力可以发展成没有能力保持肌肉的活动或在关节活动全范围内控制关节的活动。有些儿童做位相性的活动时，肌力可能接近正常，但是保持肌肉活动的能力欠缺。

五、功能性运动

低张的儿童婴儿期的粗大运动发育迟缓，包括需要抗重力的俯卧抬头、保持直立姿势等。运动发育的大事件延迟，如坐位，通常是异常的或一旦保持那个位置就很难再移动重心。保持坐姿，需要用手和上肢的支撑，平衡能力的获得也需要更长的时间。由于不能保持抗重力的姿势（四点跪及站位），他们的移动能力欠缺。他们只能进行低体能的活动，如翻滚。多数情况下，低张的儿童有可能行走，但延迟，且步态异常，特别突出的表现是支撑面积大、重心转换差，需要借助环境提供支撑和保持平衡。

六、精细运动控制

因为上肢抗重力的上举困难，若婴儿期长期处于仰卧位，他们没有机会使用手。早期缺乏这些体验，会妨碍儿童精细运动的发育。另外，如果儿童需要在坐位时和直立位时用手支撑或保持平衡，会限制使用手的机会和发展精细运动。

七、日常活动

由于获得直立位和手功能发育延迟，这些都会在很大程度上影响日常活动的独立进行。严重低张的儿童，日常生活可能完全依赖他人，而那些中度低张者最终可能需要借助或不借助环境和工具的调整来达到独立。

八、感觉功能

低张者的本体感觉和前庭觉迟钝，需要反复密集的刺激才会获得感觉输入。他们通常存在缺乏对肢体的意识、视野缺损、视知觉障碍、听觉发育迟缓以及其他严重的感觉问题。

口面功能。低张还会影响儿童的口面功能。他们可能舌松软，并外吐。口面肌张力低，并舌的运动差使他们不能裹住奶瓶或奶头；用调羹进食时不能将食物保留在口内。由于姿势不稳定引起的颈前伸可以进一步导致不安全吞咽；他们可能经常流口水；耐力差不能摄取足够的食物造成营养不良。

呼吸功能。低张的儿童可以有呼吸浅表和呼吸急促，这样会影响全身耐力、言语和进食。

认知功能。低张本身不会影响智力，但是处于依赖状态或不活动状态/移动能力减低，会影响他们社交技能、语言交流和推理能力的发育。

第四节　肌张力不稳定儿童的特点及康复训练

基底节受损者通常表现肌张力不稳定。可能是足月产，但在出生过程中有缺氧或高胆红素血症。可能是纯粹的徐动，但通常伴有痉挛。

一、肌张力

肌张力可有从低—正常—高张各种表现。描述方法各有不同，包括：
无紧张度性徐动。不随意运动不伴有肌张力增高。
肌张力不协调性徐动。肢体、头和躯干的异常姿势，伴有间断的扭曲运动。

舞蹈症性徐动。肢体远端的不随意的、不能预知的、快速的、不流畅的活动。

紧张性徐动。肌张力增高，通常会阻碍随意运动。

通常四肢分布，但可能一侧比另一侧明显。有目的的活动往往受到干扰，如：上肢的不随意地伸展和内旋，往往该肢体位于体后，这样他就不能主动地向前伸手、吃饭、穿衣、写字。不能做需要双手的活动；如果不能控制腿的姿势，坐位平衡会受到干扰，变换体位、站、走都会受到影响。肌张力的不稳定在用力、紧张、情绪激动时进一步加重；休息时缓解。

婴儿期在确切表现徐动之前，会有间断的伸肌痉挛。早期有过度的异常伸肌模式，可以发展成混合型徐动痉挛型。俯卧时婴儿可能能抬头，但是以肢体伸展、内旋、内收的模式，整个躯干作为整体伸展。

二、姿势及关节排列

由于肌张力的波动，患儿不能控制那些不必要的运动，所以他们保持正确的姿势排列会很困难。那些过度的运动会使关节被迫处于某种极端的位置，也就很容易出现关节的半脱位，如肩关节、手指关节。站立时，患儿通过将重心移至髋关节的后方来保持髋关节的伸展，同时将膝关节过伸。患儿还必须头颈前屈来顺应这种姿势保持平衡。还会产生足踝及膝外翻（picture）。徐动伴有痉挛时还有产生挛缩、髋关节半脱位的危险性。ATNR过强时，有产生脊柱侧弯的高度危险。

三、关节活动及挛缩

进行被动关节活动度检查可以了解关节活动度是否正常及关节活动过度的情况，特别是舞蹈型徐动的患儿。紧张型徐动的患儿可能有关节活动受限；张力失调型徐动在某些特定的关节可能会发生关节活动受限。关节活动受限的情况，取决于肌力和异常运动模式，肩关节长期处于内旋伸展位者，很容易出现外旋、屈曲活动受限。

四、肌力

在不随意运动的背后，往往存在肌无力的现象，特别是当做那些刻板运动模式以外的活动时。

五、功能性活动

粗大运动发育受限。原始反射持续存在、姿势反应发育迟缓,不容易保持头的控制。有些儿童试图抬头时,可能激活拥抱反射使其失去平衡。婴儿期俯卧支撑时不能将头抬起来。若患儿能保持俯卧、肘支撑的姿势,抬头时,可能会引起上肢的不随意运动,并使其不能保持这个姿势。翻身时,通常以整体翻滚的形式。地板上活动时,只能以伸肌模式进行,如靠背颈伸肌用力使下肢突然伸展来使身体移动。这类儿童最容易的坐位就是"W"坐,它非常不利于正常坐位的发展,正常坐位是髋关节外展外旋,"W"坐正好与之相反。在该坐位下,患儿通常还需要将肘关节锁定在伸展位,并且双手握拳支撑自己,这样他很难有机会使用双手,并且强化握拳的倾向。患儿还会将头"夹"在双肩中间,"W"坐以双腿内旋的形式为自己提供宽大的支撑面积,这样很少有躯干的主动控制来保持平衡。从这个姿势开始,患儿很容易产生"兔跳"的运动习惯,既双手向前,将拖下肢在后面向前移动。由于缺乏躯干的稳定性,他很难在椅子上坐稳,不会控制双脚放平、双腿稳定,或双上肢的不随意运动使他无法保持中线坐位。由于肌张力的波动,不能进行稳定的关节活动,特别是离心性的控制,所以他们很难自己转换体位。他们会形成自己特殊的转换体位的方式。同样的,由于不能控制下肢的屈曲和使踝关节稳定,他就很难保持下肢伸展持重。轻者可以有一定的稳定性,可以自己拉至站位,一般在3岁以前能够走。严重者即使能够获得行走能力,也是在较晚的时候。徐动性的患儿可能在较长一段时间都需要靠扶持支撑物侧行。突发的、不随意运动可以使患儿失去平衡并且跌倒。这类儿童行走可以表现出"高傲"步态,即:双脚尖着地、双腿交叉、双膝过伸。

六、精细运动控制

肌张力波动的患儿由于双侧的不对称运动,他们的中线活动会很差,精细运动会受到严重影响。当他们试图抓握时,手指不会屈曲而是过伸。因此,这些会极大地限制他们的抓握能力及手的操作能力。除此之外,他们很难用眼睛看着自己的手、将手拿到中线、手至面部、手至口的活动。他可能利用ATNR去伸手抓物体,当他看着玩具时,手可以伸出去抓住玩具,但不能将肘关节屈曲将玩具拿回来。患儿若想将玩具靠近自己,他必须将头向相反的方向转,这样他就不能看着玩具,并且玩耍(picture of child with ATNR interfering with self feeding)。

七、日常功能

日常的自理活动会大大延迟，或不可能。通常是他们越努力做，随意运动就越困难。

八、感觉功能

肌张力波动的患儿由于缺乏正常运动的体验，他们的感、知觉功能也有异常表现。轻触觉过敏也是这些患儿经常遇到的问题。一个轻微的刺激可能引起惊吓反射或不随意运动。视觉及听觉也可能有问题。由于不随意的运动和头的控制差，他们很难将注意力集中在他周围的人或事物上。有的患儿不能进行独立的眼球运动，而总是需要转头来追踪物体，这些可以使他姿势控制不良或者摔倒。

口面功能：由于缺乏稳定的姿势和头的控制，他们不能安全进食。除此之外，下颌运动的不协调影响咀嚼及张口的幅度；吐舌现象使他们不能很好地将食物保存在口内、将食团后送准备吞咽。

交流：通常徐动型的儿童智力尚好，能够理解，以及懂得表达，但是由于口面肌肉的控制差，会使他们有发音问题或语言含混不清。呼吸控制不良也会影响语气，使交流存在问题。

第五节　共济失调儿童的特点

正常情况下，肌肉保持在持续的低水平的活动状态，使运动流畅有序，而小脑受损者，调整控制姿势肌的信号受损，所以患儿会出现共济性运动紊乱。脑瘫、脑外伤、先天性小脑结构异常、代谢性疾病、遗传病等都可以引起共济失调。

一、肌张力

共济失调的患儿一般肌张力正常或偏低。婴儿期通常低张及关节活动过度。共济失调本身也可以有不同的类型。可以影响肢体也可以影响躯干从而使患儿的站、坐、走都有困难。有的患儿有意向性震颤。

二、姿势及关节排列

由于患儿需要代偿姿势不稳定和平衡功能的不良，所以很容易产生异常姿势。常见的异常姿势有：上部颈椎伸展、耸肩、胸椎屈曲、肩关节伸展内旋。坐位时，患儿会腰椎屈曲、骨盆后仰、髋关节屈曲外展外旋；站立时，膝关节或过伸或弯曲，以及膝内、外翻的表现。由于试图保持平衡的姿势，共济失调的患儿需要明显的支撑面积宽大（共济失调儿童的站姿）。

三、关节活动度及挛缩

共济失调的儿童一般不会出现关节活动度受限的情况，但是那些需要习惯性地保持姿势的肌肉会习惯性的紧张，如胸肌、腘绳肌、髋关节屈肌、踝关节跖屈肌。

四、肌力

有肌无力存在，所以关节稳定性差。

五、功能性活动

由于婴儿期的低张，患儿的主动活动减少、不能保持抗重力的姿势，之后共济失调越来越明显，患儿进行活动时没有准确的时控和协调的肌肉收缩，所有这些问题都会影响儿童粗大运动的发育。在任何体位下进行重心远离中线的活动时，患儿都会感到恐惧。在进行那些需要体重侧移，肢体向外伸展，躯干旋转，站、坐时向前弯腰活动时都会有困难。上述活动不足会减少腹肌收缩的机会，腹肌无力就越发明显，这样，姿势控制能力进一步受损。体感不良、震颤及意外肌肉收缩进一步干扰平衡。患儿很难获得独立站位平衡能力。不情愿手松开支撑物或他人，因为他们感觉到自己缺乏平衡，站立时需要较大的支撑面积和使用原始的模式保持平衡，而不是靠髋关节和踝关节的细微运动来调节平衡。行走能力发育延迟并且模式异常。由于支撑面积宽大、体重侧移能力差，行走时不能将体重充分移至站相的下肢使对侧充分摆动，他们每向前迈出一步都会以慌张的步态使自己恢复平衡。行走时不是直接向前而是向两侧晃动前行，没有控制下的缓慢的流畅模式。当试图将双脚靠拢减小支撑面积时，共济失调和运动不协调的表现进一步加重。他们通常缺乏上肢的摆动，或者将上肢上举处于保护位或者用上肢扶住支撑物保持平衡。他们可能需要扶墙或者家具行走，为了防止摔倒需要两侧晃动。轻者最终可能获得行走能力，但是高级技能如跑、跳、上台阶等会有很大困难。

六、精细运动

意向性震颤会干扰手的功能性使用能力。粗大及精细运动都会受到干扰。常见辨距障碍。正常儿童用手游戏时，残疾儿童则需要用手保持平衡，所以手的运动发育会受到影响。

七、日常活动

姿势控制不良、平衡和上肢协调性差会导致全面自理能力的发育延迟，如进食、穿衣、洗浴、如厕等等。

八、感觉功能

本体感觉、前庭觉及触觉认知会严重受损。他们接受的关于自己的身体的位置及运动的信息不良都会使姿势、平衡及协调运动受到干扰；眼睛追视能力差及有眼球震颤。

口面运动。共济失调的儿童他们可能需要用牙齿固定舌头，或饮水时用牙齿固定杯口。

交流。交流能力或延迟或受损。语速慢、发音不清，呼吸浅表也影响耐力及语言交流。共济失调的脑瘫儿童通常认知功能也低下。

本节复习题

1. 分别简述徐动型、痉挛型、共济失调型儿童运动特点。

2. 痉挛型四肢瘫的儿童容易出现哪些挛缩畸形？

3. 各型儿童的处理原则是什么？

第四章 心理指导

第一节 儿童期常见情绪与行为问题的识别

学习目标：通过本节的学习，使学员掌握孤残儿童常见行为障碍的主要特征，理解孤残儿童常见行为障碍识别中应注意的问题，及时向相关专业人员转介可能存在情绪与行为问题的孤残儿童等知识内容。

通常发生在童年和青少年期的情绪与行为问题包括：多动障碍、品行障碍、品行与情绪混合障碍、情绪障碍、儿童社会功能障碍、抽动障碍、其他童年和少年期行为障碍（如遗尿症、进食障碍）。孤残儿童护理员可以通过观察儿童情绪与行为障碍的主要临床心理和行为特征，及时识别这些心理障碍，作出准确的判断，及时向更高一级的孤残儿童护理员、专业机构或相关的专业人员转介，进行必要的评估、鉴别和矫正。其中，专业机构包括：儿童医院、精神卫生机构、儿童心理咨询机构；相关的专业人员包括：儿童精神科医生、临床心理医生、心理咨询师等。

一、儿童期常见行为障碍的识别方法

（一）儿童多动症

儿童多动症（Hyperkinetic syndrome），又称注意缺陷与多动障碍（Attention Deficit / Hyperactivity Disorder，ADHD），是发生于儿童时期（在 7 岁以前），与同龄儿童相比，表现为同时有明显注意集中困难、注意持续时间短暂，以及活动过度或冲动的一组综合征。症状发生在各种场合（如家里、学校和诊室），男童明显多于女童。儿童多动症主要分为三种类型：注意力缺乏型、多动－冲动型、注意力缺乏多动型。

青少年期，冲动可能导致一些危险活动，如吸毒、飚车、逃学，从而影响生活适应。当多动症儿童意识到自己注意力控制困难、冲动、多动，意识到这些缺陷可能导致家庭、同伴关系、学业失败，就可能降低自我评价，并产生抑郁情绪。约 2/3 的 ADHD 儿童注意力不集中、冲动、多动的问题会持续到青少年后期，一些缺陷甚至持续到成年期。约 1/3 的 ADHD 儿童在青少年期会出现明显的反社会行为，包括品行障碍和物质滥用等。

多动症儿童主要的问题表现在三个方面：第一，注意障碍或缺陷，如上课不能认真听讲，易受外界细微干扰而分心；做作业不能全神贯注，做做玩玩，或粗心草率；做事无始终，不能按规则或要求去完成，常半途而废或频繁地转换；当他们注意到新事物时，则对原来的事物不再注意。第二，活动过多，表现为明显的活动增多，和/或小动作严重增加。儿童过分的不宁静，任何时候处于发动状态，东奔西跑，七嘴八舌，过度喧闹；喜玩危险的游戏；常丢东西。第三，冲动性，深思熟虑之前或毫无思想准备地采取行动的一种倾向性。儿童情绪不稳而波动大，易激惹冲动，易于过度兴奋、易受外界影响，且易受挫折。因为注意力和多动—冲动行为方面的问题，儿童除表现出学习成绩不佳外，还表现为同伴关系不良、品行问题等。

儿童多动症的主要临床特征包括：

1. 认知

（1）注意广度狭窄。

（2）抗干扰性差。

（3）不能预见行为的后果。

（4）不成熟的内部言语。

（5）较低的自我评价。

（6）缺乏良知。

（7）学习困难和学习成绩不良。

2. 情感

（1）缺乏对冲动的控制。

（2）兴奋性。

（3）较低的挫折耐受力。

（4）情绪低落。

3. 行为

（1）活动性高。

（2）动作发展的滞后和较差的合作性。

（3）参加危险程度较高的活动。

4. 生理状况

（1）身材和骨骼发育不成熟。

（2）轻微的生理异常。

（3）过敏。

（4）呼吸道感染和耳炎的发病率高。

5. 人际适应

多动症儿童与家长、教师、同伴关系差。

（二）品行障碍

儿童品行障碍（conduct disorder，也称为 conduct problems）指儿童期出现的反社会行为，如逃学、离家出走、说谎、偷盗；以及攻击性行为，如争吵、斗殴、破坏物品、放火、械斗、抢劫、性攻击、损害他人等行为。以上行为严重并损害他人生命、财产或社会治安，触犯法律时，称为违法行为。青少年违法（juvenile deliquency）指 18 岁以下有违法行为者。

品行障碍是童年和青少年期代价最高的问题：一是最难治疗，治愈率20％～30％；二是，60％预后很差；三是，可能存在代际传递，自身有行为问题史的成人养育的儿童出现行为障碍的概率很高。儿童品行障碍的干预重在预防。

品行障碍的行为问题主要有攻击性行为和反社会行为两类。攻击性行为指殴打、伤人、破坏物品及虐待他人或动物、性攻击、抢劫等行为。多发生在 4～6 岁，表现为咬人、咬物或好打人，通常属于冲动。但是，如不及时纠正，易形成一种行为模式。攻击性行为存在着性别差异，一般来说，男孩多为躯体攻击行为，女孩多为言语攻击。反社会行为指不符合道德规范及社会准则的行为，如说谎、逃学、流浪不归、纵火、偷窃、欺骗、逃学、纵火、性攻击、自我中心等行为。

儿童品行障碍的主要临床特征包括：

1. 认知

（1）社会规范和规则的内化程度低。

（2）将一些不明确的社会情境解释为具有威胁性的，并采取反社会行为。

2. 情感

容易生气和发怒。

3. 行为

(1) 普遍一贯的反社会行为模式。

(2) 反抗。

(3) 攻击。

(4) 破坏。

(5) 欺骗和盗窃。

(6) 行凶。

(7) 出走。

(8) 强迫性性行为。

(9) 滥用毒品。

4. 身体状况

容易产生与危险行为（打架、吸毒、不安全性行为）相关的不良身体状况。

5. 人际适应

和教师、家长、同伴的关系出现危机。

（三）抽动症

抽动是一种不随意的突发、快速、重复、非节律性、刻板的单一或多部位肌肉运动或发声。运动和发声抽动都可分为简单和复杂两类，但界限不清。单一运动抽动包括眨眼、做鬼脸、耸肩等。复杂运动抽动包括触摸、顿足、屈膝、清喉声、吼叫、吸鼻动作等属于简单的发声抽动；重复言语、模仿言语、秽语等属于复杂的发声抽动。各种形式的抽动均可在短时间受意志控制，在压力（应激）下加重，在睡眠时减轻或消失。抽动多发生于儿童时期，少数可持续至成年。根据发病年龄、临床表现、病程长短和是否伴有发声抽动而分为：抽动症；慢性运动或发声抽动障碍；抽动－秽语综合征（Tourette 综合征）。

1. 短暂性抽动障碍（抽动症）

短暂性抽动障碍是抽动障碍的最常见亚型，特点为急性单纯性抽动，常限于某一部位一组肌肉或两组肌肉群发生运动或发声抽动，通常表现眨眼、扮鬼脸或头部抽动。起病于学龄早期，在 4～7 岁的儿童最常见，男孩多见。

其主要临床特征如下：

(1) 有单个或多个运动抽动或发声抽动，常表现为眨眼、扮鬼脸或头部抽动等简单抽动。

（2）抽动天天发生，1天多次，至少已持续2周，但不超过12个月。某些患儿的抽动只有单次发作，另一些可在数月内交替发作。

（3）18岁前起病，以4～7岁儿童最常见。

2. 慢性运动或发声抽动障碍

慢性运动或发声抽动障碍是以限于一组肌肉或两组肌肉群发生运动或发声抽动（但两者不并存）为特征的一种抽动障碍，抽动可以是单一的也可是多种的（通常是多种的），持续1年以上。

其主要临床特征如下：

（1）不自主运动抽动或发声，可以不同时存在，常1天发生多次，可每天或间断出现。

（2）在1年中没有持续2个月以上的缓解期。

（3）18岁前起病，至少已持续1年。

3. 发声与多种运动联合抽动障碍（Tourette综合征）

抽动—秽语综合征，又称Tourette综合征，是以进行性发展的多部位运动和发声抽动为特征的抽动障碍，部分患儿伴有模仿言语、模仿动作，或强迫、攻击、情绪障碍，以及注意缺陷等行为障碍，起病于童年。

其主要临床表现为：

（1）多种运动抽动和一种或多种发声抽动，多为复杂性抽动，二者多同时出现。

（2）抽动可在短时间内受意志控制，在应激下加剧，睡眠时消失。

（3）日常生活和社会功能明显受损，患儿感到十分痛苦和烦恼。

（4）18岁前起病，症状可延续至成年，抽动几乎天天发生，1天多次，至少已持续1年以上，或间断发生，且1年中症状缓解不超过2个月。

除了多动症、品行障碍、抽动症以外，儿童期其他一些行为问题（如自我刺激行为、攻击行为、欺负行为）在中级中已经介绍。

二、儿童期常见情绪障碍的识别方法

（一）儿童情绪障碍概述

儿童情绪障碍是发生在儿童少年时期以焦虑、恐惧为主要临床表现的一组心理障碍。儿童情绪障碍不同于成人神经症。ICD－10提出儿童情绪障碍有别于成人神经症的理由：

1. 研究发现一致显示，有情绪障碍的大多数儿童成年期表现正常，只有少数到成年期出现神经症性障碍。反之，许多成年神经症性障碍患者起病于成年，没有明显的童年精神病理作为先导。因此，发生于这两个年龄阶段的情绪障碍具有不连续性。

2. 许多童年情绪障碍似乎是正常发育趋向的突出化而不是本身性质异常的现象。

3. 与上项说明有关，常有这样一种理论假设，即童年情绪障碍的心理机制与成年神经症可能不一样。

4. 童年情绪障碍不能明确地划归诸如恐怖症或强迫性障碍等设想为特定的分类实体之中。

第三点缺乏经验验证。流行学资料提示，假如第四点是正确的，那也只是在程度上不同（童年与成年都常见有难以分辨和归类的情绪障碍）。据此，第二点（即发育的恰当性）实为区分特发于童年的情绪障碍与神经性障碍（F40-F49）的关键性持证。

在了解儿童情绪障碍时，必须要先了解几个与情绪障碍有关的三个概念（Barlow，1988）：

焦虑（anxiety）：指一种指向未来的情绪，其特点是感到不安和缺乏对即将发生的、可能带来威胁的事件的控制，焦虑会经常发生。

恐惧（fear）：指对当前危险或危及生命事件的一种即刻的警觉性反应。具有强烈的逃离倾向，伴有交感神经系统的全面启动。

惊恐（panic）：指在没有任何威胁或危险存在的情况下，突发的一组战斗/逃避反应的躯体症状。

儿童在不同年龄阶段出现的恐惧有差异（表4—1—1）。

表4—1—1 　　　　　　　　　　儿童在不同年龄阶段出现的恐惧

年龄	与害怕、恐惧症和焦虑症相关的心理、社会能力和关注点	主要恐惧源	主要焦虑障碍
婴儿早期（0～6月）	感觉能力决定婴儿的适应程度	强烈的感官刺激；失去支持；高音量噪音	

续表

年龄	与害怕、恐惧症和焦虑症相关的心理、社会能力和关注点	主要恐惧源	主要焦虑障碍
婴儿晚期（6~12月）	感觉运动图式；因果关系；客体永久性	陌生人；分离	
幼儿期（2~4岁）	前运算阶段；具有想象力，但不能把虚幻和现实分开	想象中的怪物；夜贼；黑暗	离别焦虑
童年早期（5~7岁）	具体运算思维；具有以具体逻辑形式思考的能力	自然灾难；受伤；动物；媒体恐怖	动物恐惧症；血液恐惧症
童年中期（8~11岁）	自尊建立在学业表现和运动能力上	学业成绩差；运动能力差	考试焦虑；学校恐惧症
青少年期（12~18岁）	形式运算思维；预测未来危机的能力；自尊建立在伙伴关系上	伙伴拒绝	社交恐怖症；广场恐怖症；惊恐障碍

（二）各种情绪障碍的临床表现

1. 离别性焦虑

（1）知觉。分离被儿童知觉为威胁性的。

（2）认知。儿童认为与害怕的物体接触或进入恐惧的情境将会带来灾难。

（3）情感。如果接触到可怕的物体，或恐怖情境被预期或已经发生时，儿童体验到强烈的恐惧或愤怒。

（4）植物神经系统。儿童出现高度唤醒的睡眠障碍。

（5）行为。避免或拒绝分离，儿童拒绝上学，拒绝单独睡。

（6）人际适应。同伴关系恶化。

2. 恐怖症

（1）知觉。特殊客体、事件、情境被儿童知觉为威胁性的。

（2）认知。儿童认为分离会对自己和父母造成伤害。

（3）情感。当预期到分离，或分离发生时，或分离发生后，儿童体验到强烈的恐惧或愤怒。

（4）植物神经系统。儿童出现高度唤醒的睡眠障碍。

（5）行为。儿童逃避恐惧的物体或情境。

（6）人际适应。单纯性恐怖症仅限恐惧情境，广场恐怖症可能导致儿童社会隔绝。

3. 广泛性焦虑

(1) 知觉。整个环境被儿童知觉为威胁性的，儿童过度警惕，搜索环境中对安全和健康造成威胁的因素。

(2) 认知。许多不重要的日常事件被儿童认为是灾难性的。

(3) 情感。儿童长期体验到高水平的焦虑，"自由飘荡的焦虑"。

(4) 植物神经系统。儿童出现长期高度唤醒的睡眠障碍。

(5) 行为。随着焦虑的加强，儿童的社会活动受到限制。

(6) 人际适应。儿童的同伴关系恶化，学校表现恶化。

4. 惊恐障碍

(1) 知觉。惊恐反复发作，被儿童知觉为威胁性的；注意指向自我内部，而且良性躯体化感觉被儿童错误解释为威胁性的。

(2) 认知。儿童认为惊恐发作会导致受重伤或死亡。

(3) 情感。儿童在惊恐发作期间体验到强烈恐惧，而且在惊恐发作之间，体验到对复发的中等水平恐惧。

(4) 植物神经系统。儿童出现适中的高度唤醒的睡眠障碍，伴有极度唤醒阶段。

(5) 行为。儿童因恐怕离家时惊恐发作而逃避公共场合，这是次级广场恐怖症。

(6) 人际适应。如果惊恐发作发展成惊恐性攻击，可能导致儿童社交隔离。

5. 创伤后应激障碍

(1) 知觉。提醒个体创伤的线索被儿童知觉为威胁性的，创伤被反复知觉时，会产生幻想和幻觉。

(2) 认知。儿童对创伤的反复回忆发生，竭力把这些创伤性回忆排除在意识之外。

(3) 情感。儿童在高度唤醒水平、周期闯入性强烈恐惧基础上，类似的恐惧或愤怒也会发生，儿童情感麻木，不能体验细微情感，可能体验抑郁。

(4) 植物神经系统。儿童表现出适中的高度唤醒的睡眠障碍，伴有极度唤醒阶段。

(5) 行为。儿童可能黏着父母，拒绝单独入睡，少年可能通过药物来阻断闯入性强烈思维和情感，可能有自杀现象。

(6) 人际适应。如果创伤单独发生，可能导致完全社交隔绝。在创伤被分享的情况下，儿童的互动仅限于与他分享创伤的小团体。

三、识别儿童期常见情绪与行为问题的注意事项

（一）及时发现儿童期情绪与行为问题的明显症状

儿童出现情绪与行为问题时，明显与其年龄的心理发展水平存在落差（可以与同龄儿童比较），可能在认知、情感、行为、人际适应、言语、植物神经系统功能方面出现明显的障碍或损害。

（二）防止轻度情绪与行为问题变成严重或慢性心理问题

儿童在发生情绪与行为问题的初期，及时介入、改善环境，可以使轻度心理异常不致出现急性发作或转变成慢性，也试图缩短病程，减小心理障碍造成的损害和副作用。

（三）掌握识别儿童情绪与行为问题的前提

识别儿童问题的前提：关于儿童发展和行为问题的常模知识、经验和基本信息。年龄是儿童心理问题的重要诊断和治疗依据，而且儿童期障碍的比例和表现存在性别差异。了解文化信息（如宗教信仰、社会经济地位、生活方式、习俗和价值观），有利于准确诊断和提出有意义的治疗建议。此外，某个特定的心理障碍通常包括若干个症状，单个症状不能反映儿童的整体功能，不足以成为诊断的依据。

本节复习题

1. 掌握孤残儿童常见行为问题的主要特征。

2. 理解孤残儿童常见行为问题识别中应注意的问题。

3. 能及时向相关专业人员转介可能存在情绪与行为问题的孤残儿童。

第二节　孤残儿童情绪与行为问题的矫正

学习目标：通过本节的学习，使学员理解儿童情绪与行为问题矫正的一般方法，并能根据相关专业人员制定矫正方案，掌握矫正儿童的行为及情绪问题等相关知识内容。

一、儿童行为问题的矫正

（一）儿童多动症的矫正

1. 心理教育法

家长了解有关注意力缺陷、多动、冲动的清晰而权威的信息，包括：多动性障碍的临床表现；正确认识病因和治疗；药物治疗、家庭或学校行为技能训练、适当补习功课、心理辅导的同时，让儿童感到关爱；约 1/3 的儿童可以很好地掌握应对障碍、集中注意力并抑制住多动的技能。改善是渐进的，大多发生在青少年期。

2. 药物治疗

中枢神经兴奋剂可改善注意力，如盐酸派醋甲脂（又称利他林）、右旋安非他明、本异妥因（又称匹莫林）。小剂量开始，早上服药；如剂量大，则在早、中餐后服用，晚餐不宜使用。周六、日停用。短期疗效显著，随注意力改善，可减少多动、违拗及与同伴关系不良等问题，可提高学习成绩。但也有研究者报告，仅能改善儿童的注意力，对多动、冲动无作用。副作用：无长期报告，短期可出现淡漠、社会退缩、刻板动作、发呆、抑郁、食欲减退、影响发育等不良反应，宜在专科医生指导下服用。

3. 心理治疗

对单纯的多动症，且无明显的社会心理因素者，采用系统的心理治疗无显著效果。但对患儿本人和/或家庭的社会心理问题，采用一些有针对性的心理咨询、行为矫正或家庭治疗有帮助。常用的方法是行为矫正和认知行为治疗（CBT）、支持性心理治疗、集体心理治疗、家庭治疗。

4. 认知行为治疗

(1) 分析儿童的认知因素

①保持注意困难。

②冲动性的认知速度。

③问题解决缺陷：非个人问题解决；人际问题解决。

④手段－目的思维缺陷。

⑤问题关系思维缺陷。

⑥信息加工错误：意图的错误归因；选择性注意和回忆。

⑦冲动性发怒：行为、情感和认知的沉思缺陷；信息加工错误。

(2) 分析儿童的行为因素

①脱离任务行为。

②缺乏耐心。

③社会行为技能缺陷。

④攻击性行为。

⑤反社会行为。

(3) 儿童认知－行为训练阶段

①评估：诊断性评估；治疗性评估。

②行为矫正的准备：建立合作关系；矫正产生阻抗的因素。

③认知－行为技能训练。

④学校咨询。

⑤结束。

⑥随访。

(4) 儿童技能训练

①问题解决和自我指导训练。

一是自我控制策略。

二是技能构成：A. 认识问题，B. 形成解决问题的方案，C. 保持思维连贯，D. 预测障碍，E. 执行特殊行为。

三是手段－目的分析。

四是决策分析。

②人际问题解决训练。

③发怒和挫折管理。

④激励。

⑤社会行为技能训练。

⑥放松训练。

（5）照料者父母技能训练

①父母思维和态度改变。

一是教育。

二是认知重构和重新聚焦。

②儿童认知－行为管理。

一是儿童/自我观察。

二是学习教育儿童的技能。

三是鼓励和强化儿童在家运用已习得的技能。

③儿童行为管理。

一是儿童/自我观察。

二是通过专门的游戏改善父母关系。

三是父母自我监控。

四是强化。

五是指令。

六是取消特权。

七是建构环境。

八是训练儿童自我监控。

九是订立行为合同。

十是监控儿童行为。

（二）品行障碍的矫正

1. 心理教育

心理教育的核心是让儿童和照料者了解，攻击行为、破坏行为、偏差行为不是与生俱来的坏品行。儿童品行问题长期存在与家庭、社会系统互动有关。

2. 监控问题行为

与情绪干预的监控方法类似。

3. 照料者行为训练

由于照料者对儿童的不良行为熟视无睹，或者采用严格的惩罚来管理不良行为，这两种态度都鼓励和强化了儿童不良行为的发展。因此，反社会行为儿童的照料者应学习用适当的方法与儿童进行交流，学习用正面行为的强化辅以必要的轻度惩罚的方法，学会与儿童用讨论及协商的方法进行教育。

4. 解决问题技巧训练

品行障碍的儿童没有应用他们的认知能力去遏制不适当的行为。该方法试图帮助儿童发现问题，分析原因、考虑后果。最重要的是帮助他们发现解决问题的方法。

5. 社区治疗

利用各社区内的资源与优势帮助儿童发展对社会有利的行为。大学生或成人做"伙伴"，该伙伴既是朋友，是顾问，也是行为样板。

6. 预防

（1）注意营养和锻炼，保证儿童神经系统的稳定性。

（2）积极的教养态度和方法。为儿童树立榜样作用，明确是非标准，对儿童教育应多从正面肯定，加强感情交流，还要对兴奋多动、难以管教的孩子加强教育。

（3）树立良好的社会道德规范、风尚，及时发现问题，分析原因、考虑后果。最重要的是帮助他们发现解决问题。

（三）抽动症的矫正

1. 心理健康教育

心理健康教育的首要目标是强调抽动症是非自愿、具有明确神经发育基础的障碍，不是由于人际冲突引起的。尽管儿童努力克服，能在短时间抑制抽动症的发生，但抽动不是儿童有意为之。其次，要提供明确诊断，便于矫正和预后。

2. 环境改善和创设

消除可能诱发儿童抽动症的前因后果，让儿童在相对安静和独处的时间，学会自我放松，而不是一直控制自己的抽动。在儿童处于压力之中时（如考试），可以适当地休息，以减少抽动发作的频率。

3. 习惯扭转

首先让儿童对抽动症的性质、发作频率和影响因素有清楚的认识，知道抽动发作的具体表现；然后，让儿童在抽动发作的早期征兆时，采取对抗反应，如增强肌肉的张力；还要让儿童学会放松，以减少抽动发生频率。当儿童成功控制抽动发作时，给予鼓励、表扬，还可以让儿童自我激励。

4. 药物治疗

根据医生的诊断和处方，抽动症儿童可以服用一定剂量的氟哌啶醇、安定等药物。

（四）其他行为问题的矫正

1. 自我刺激行为的矫正

（1）重视自我刺激行为的消极影响

有些成人在照料婴幼儿时，认为摇晃可以安慰哭的孩子，而孩子能自得其乐的摇头晃脑（自我刺激）也不是坏事。实际相当一部分，摇晃的幅度偏大，而且没有充分地用语言和身体接触安慰孩子。剧烈的摇晃和严重的自我刺激行为有可能导致头部损伤或影响大脑发育，还会影响儿童的社会性情绪发展，妨碍其社交行为。

（2）自我刺激行为的干预

首先，早期及时介入。所谓早期及时介入，就是掌握自我刺激行为出现的时间节点。当7、8个月左右的孩子刚开始出现自我刺激行为，如前后或左右摇晃身体，或撞击身体，只要照料者在此时关注这类儿童，如拍拍他，或跟他说话，7、8个月刚开始晃动身体的孩子很快可以停止。如不及时矫正，此类行为到了3岁后可能就很难矫正，以后可能发展成为依恋障碍，孩子可能很难与养父母建立真正感情联系，不利于送养成功。

其次，保持舒适的触觉和言语交流。如果在早期介入，自我刺激的干预方法就比较简单，舒适的触觉和言语交流就能解决问题。如温柔地抱起孩子或用手轻拍孩子的背部，都可以让孩子在舒适的触觉接触中停止自我刺激。言语交流也是很好的方法，虽然7、8个月大的孩子不能给照料者以言语回应，但他们会用耳朵听、眼睛注视照料者，用耳朵听话，自然也就停止了自我刺激。如果年龄接近或超过3岁，就需要更多一些的干预程序，一般可以采取游戏治疗。

2. 攻击行为和欺负的表现及干预

（1）采取正确的教育方法，适当地运用奖励和惩罚

如果对儿童的攻击行为不加干预的话，即使是比较内向温和的孩子，在偶尔几次攻击他人并获得"好处"后，也变得专横起来；而原来就有攻击性行为的孩子得到"好处"后，其攻击性行为日趋严重，这就是一种负面强化。因此，当孩子出现了攻击性行为以后，不能有任何偏袒的言行，要对孩子进行批评教育。

当儿童打骂他人或无理取闹时，应给予适当的惩罚。注意，不要随便采取伤害儿童的体罚和辱骂等消极的惩罚方式。适当的惩罚方式是：可以适当剥夺他参加某项活动的权利或控制他喜欢物品的给予量，以改变他的攻击行为。适当的惩

罚也是必要的，尤其是对外向性强、侵略性强的儿童。如果孩子有非常严重的攻击行为，在必要的情况下，可采用冷处理的方法。也就是暂时对孩子不理睬，对他表示冷漠，在一段时间内不理他，用这种方法来"惩罚"他的攻击性，直到他自己平静下来，认识到自身的错误为止。而当儿童能够主动帮助别人时，可以及时给予奖励。奖励的形式最主要的是口头表扬，也可以适当给予儿童所喜欢的物质上的奖励。奖励和惩罚都要及时明确，并让儿童明白受到奖励或惩罚的具体原因，要知其所以然。

（2）创设非攻击的环境，远离一些暴力和不良诱因

攻击性环境，如暴力游戏和暴力影视作品，不仅为儿童提供攻击榜样，而且还为儿童提供演练攻击行为的场所。观察学习、潜移默化、相互模仿，是儿童行为形成的重要途径。应该对儿童所看电视节目、玩的游戏加以甄别和控制，避免儿童遭受暴力、凶杀和色情画面的毒害，从而净化孩子成长的环境。

（3）培养儿童的移情能力

所谓移情，就是设身处地感受他人的心理状况。移情能力越强，攻击性越低。因此，应该注意培养孩子善于觉察和体验别人的痛苦，可以通过角色扮演、情感换位等方法，让儿童把自己置身于被攻击对象的地位，设身处地地想象同伴痛苦的感受和心情，产生对受害者不幸的怜悯和同情。

（4）教儿童学会宣泄情感

对于自控力弱的儿童来说，挫折情绪积聚越多，其表现攻击性行为的可能性愈大。因此，教给那些受到挫折、攻击、干扰的幼儿以宣泄的方法，可以减弱消极情绪的强度。相反，过分压抑幼儿的消极情绪，虽然可以获得暂时的安宁，但情绪的过分压抑会造成潜在的身心健康问题。有时候，过分压抑还往往会暴发出突如其来的、更猛烈的攻击性行为。因此，可以引导他们在适当的场合大哭大叫一通，也可以让儿童参加各种有趣的游戏和活动，转移儿童的消极情绪。

二、儿童情绪问题的矫正

（一）儿童情绪障碍的矫正

1. 心理教育法

告诉儿童，焦虑有三个成分：

（1）害怕时的想法（认知）。

（2）害怕时的身体感觉。

(3) 儿童逃避害怕情景的行为模式。

正是害怕时的想法和视情景为危险的习惯，才是焦虑产生的根源。

示例：儿童怕狗

认知：儿童将狗看成危险，因为他（或她）不由自主地想到狗可能会咬他（或她）。如果看成是朋友，就不会害怕。

身体感觉：对危险情景害怕的想法会使身体调动起来，或做好与危险战斗或逃离危险的准备。焦虑的身体表现（植物神经高度唤醒）包括肾上腺素流入血液系统，心跳加速，呼吸急促，肌肉紧张。快速呼吸可能导致晕厥，紧张的肌肉可能导致头痛或胃痛。有些身体变化（心跳加速、晕厥、疼痛）本身就构成危险，会导致更多的身体变化。

逃避行为：恐惧想法和伴随的身体感觉是儿童尽力从恐惧情景逃开，或避免再次遇到它。如不经训练就让儿童面对恐惧情景，儿童就会变得非常害怕，会踢打、尖叫，试图跑开。家长和老师通常采用强迫的方法，帮助儿童面对恐惧情境。但当成人看到儿童紧张和恐惧，就会放弃。这样会使儿童放弃。

儿童需要学习控制焦虑的技能，以排除焦虑和拍拖恐惧想法、焦虑感受、疼痛、晕厥及逃避行为模式。唯一的直接方法：直接面对恐惧情景，并在其中停留直至焦虑彻底消失。不可能的方法：先解决焦虑再进入恐惧。

2. 监控法

监控焦虑中的认知、躯体—情感成分、行为成分，并考察在恐惧情景中使用各种应对技巧的情况，会使儿童、父母和心理医生能看到整个治疗过程的进展。

利用恐惧追踪表评估：面对恐惧情景的类型；恐惧程度；在恐惧情景中的想法；在恐惧情景中做了什么；如何应对；父母、教师、伙伴如何支持（表4—2—1）。

表4—2—1　　　　　　　　　　　　恐惧追踪表

日期和时间	恐惧情景	恐惧等级评价	当时想法	当时行为	应对反应
	地点 事物	1＝最低 10＝最高	危险想法 适应想法	逃避情景 应对情景	放松 挑战—检验—奖赏 父母支持 教师支持 伙伴支持

实施方法：训练儿童在引起焦虑的情景中，能辨别出自己不适感背后的情感和躯体体验。每个儿童的体验不同，如胃部不适，腹泻；高度警觉，头晕；忐忑不安，到处乱跑。

3. 恐惧情景暴露法

恐惧情景暴露法就是让儿童直接接触令其恐惧的情景。

（1）脱敏疗法。在儿童接触等级刺激情境时，要训练儿童使用放松技能应对每个情景，并减低自己的焦虑。

（2）满贯法。满贯法就是不断延长儿童接触高度恐惧刺激的时间。

4. 放松训练法

放松训练法可以帮助儿童降低生理唤醒水平。指导方法包括现场口头指导和录音指导。

5. 认知重构法

认知重构法或自我引导应对技能，要求患者以不具有危险性的方式重新解释含义不清的刺激情境，并尝试验证其他替代解释的有效性，验证之后还要进行自我强化（Beck 等，1987）。

示例：儿童怕狗

（1）它是危险的，会来咬我。（恐惧想法）

（2）不，另一种可能的想法是：它想成为我的朋友。（挑战恐惧想法）

（3）我不要逃走。我没有逃走，而且它也没有来咬我。它确实很友好。（验证其他想法）

（4）这次我表现不错。（自我奖赏）

其他方法包括奖励机制法、家庭和学校参与、个体探索法（如绘画、艺术品、游戏、其他媒介物）、专业人员之间的合作。

（二）儿童消极情绪反应的干预

儿童的消极情绪反应往往很难明确分类诊断，可能是一组这样的情绪反应，例如：紧张不安，哭闹不休，对人反应冷淡，不与人交往。还比如说，4～13 岁福利院儿童中，接近 1/4 有明显的抑郁倾向，但又不能明确划分为儿童抑郁症。在儿童期，消极的情绪反应通常都与行为问题同时出现，很难绝对区分。因此，如果同时考虑行为问题，那么福利院儿童的消极情绪与行为问题就更加严重，可以采用儿童行为问题筛查表（略）。

1. 及时对儿童的协助期望做反应

当婴幼儿感到饥饿、口渴、疼痛、不舒适时,他可能用哭声、眼神、动作向照料者发出期望得到帮助的信号,照料者应加以辨别,及时予以必要的协助。

2. 在对婴儿发出的信号做回应时,建立一种规律的照顾模式

照料者如果细心观察并做必要的及时记录,在对婴儿发出的信号做回应时,就可以为每个儿童建立一种规律的照顾模式。

3. 与同事就孩子的生活规律交换意见,协调孩子的照料

同事之间经常就孩子的生活规律讨论和交换意见,可以协调孩子的照料,保证孩子始终接受高质量的照料。这种讨论和交流应当成为日常照料工作的一部分。

4. 确保孩子有舒适的触觉经验,有利于孩子产生愉快的情绪体验

舒适的皮肤触觉感受(如干爽、清洁、轻微的按摩)会让孩子产生愉快的情绪,反之,不舒适的皮肤触觉感受(如潮湿、黏结、骚痒)会让孩子烦躁、哭闹。为此,我们建议照料者:

①及时更换孩子的湿衣服。

②哄孩子睡觉或安抚孩子时要轻拍,而不能简单地晃动。

③保持孩子的触觉舒适。在为孩子换尿布时,注意不要弄伤孩子的皮肤。

④必要时为孩子清洗皮肤。例如,粘在孩子嘴巴或鼻子周围的残留食物可能让孩子感到不舒适,应及时清理。

⑤有机会就要抚摸孩子,可以为孩子按摩。

孤残儿童护理员在观察孤残儿童心理和行为发展特征的基础上,对儿童的情绪进行评估,结合日常生活照料进行干预。

三、儿童依恋障碍的干预

依恋障碍在福利院的孤残儿童中比较常见,是发生儿童期的一种社会功能障碍。通常,如果频繁更换照料者,孤残儿童无法对照料者形成特定的依恋,可能产生脱抑制性依恋障碍;如果儿童被忽视或虐待,可能产生反应性依恋障碍。依恋干预是针对童年依恋障碍的系统干预方法。

(一)依恋干预的原理

1. 根据依恋产生的原因,照料者提供良好的环境补偿儿童的依恋缺失,建立良好的循环。

2. 照料者和儿童之间的积极互动。照料者为孩子创造积极的家庭式的生活氛围。换句话说，通过生活和活动环境的创设以及积极照料，即使生活在福利院，孩子们也能享受到家庭式的温馨生活。在日常的照料者和儿童的互动过程中，照料者要主动引导孩子的行为，而不是被动地对孩子的行为作出反应。为了减少孩子控制、掌握活动的局面，照料者的行为应清晰一致。在照料者建立的规则和限制范围内，培养孩子学会信任、尊重和自我控制。在此，照料者学会一定的养育技巧和管理自己的情绪非常重要。依恋障碍的儿童经常会有攻击、无助、情绪低落的反应，这些不良情绪会感染照料者。同事、朋友间相互信任、支持也非常重要。依恋障碍的儿童有时会同照料者的某一方结成联盟反对另外一方。而且，有时在亲戚朋友面前，表现得非常可怜，如果成人们表现出同情，这正落入他的陷阱，他自己也会觉得非常可怜，而不珍惜现在所拥有的一切。不管是谁，对儿童表达爱的方式应该稳定和一致。

依恋障碍儿童的控制能力是非常弱的，照料者有必要对这样的儿童进行训练。一种基本的方法是静坐。首先，申明静坐的目的不是为了惩罚儿童，而是通过一定的时间，让儿童思考和控制自己。可以肯定的是，多数儿童是不愿意接受这项举措的。照料者应该清楚孩子在没有正确完成之前是没有特权做其他的事。在静坐的前六个月，一天进行三次，每次连续 5 分钟，以后一天一次，每年增加 1 分钟。"音乐能使野兽平静下来"，合适的音乐也能帮助稳定情绪不稳的儿童。譬如，莫扎特的音乐有平静、稳定情绪的功效。培养孩子规律的作息时间也是非常重要的，因为充足的睡眠能稳定情绪。

3. 照料者和孩子互相认可。在福利院里，我们经常碰到这样的尴尬的局面，儿童对照料者的努力不认可，没有感恩心理，认为是理所当然的。在依恋干预的治疗过程中，照料者确认孩子的身份，孩子也确认照料者的身份。在各种场合，如一日三餐时间、就寝时间、娱乐时间等，为孩子建立归属感。Moss（1997）概括出一些技巧或许能帮助照料者。

（1）确认孩子的身份，如将孩子的照片放在冰箱上，或者向来访者介绍孩子。

（2）积极的互动，如，拥抱孩子，或者进行亲子游戏。

（3）当孩子愤怒、恐惧和悲伤时，照料者以建设性的方式回应。

（4）鼓励身体的接触，如，一起蹲在地上玩，拥抱，拍拍肩膀或者进行需要身体接触的游戏。

（5）回复孩子早期应发展的任务，如喂养、唱歌或者照料者逗弄孩子。

（6）保持眼神接触。

（7）教孩子做有趣的事情。

（二）依恋干预的具体方法

我们可以用形象阶梯来描述干预措施，就像一级一级的台阶（图 4—2—1），依恋障碍儿童每跨上一个台阶，就是向爱与信任靠近了一步，当他们登上台阶的顶端，学会感激，成功就在眼前，就可以比较顺利地融入收养家庭，进而回归社会。

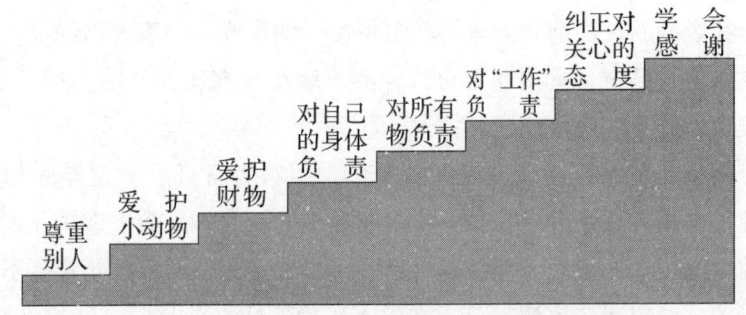

图 4—2—1 依恋干预的阶梯

1. 尊重别人

儿童学会尊重别人，才会相信别人也能尊重他。首先儿童要学会在说话或倾听时，与他人目光接触，这是尊重他人的第一步。儿童要学会尊敬成人，如与成人同行时保持并排走、别人说话时保持安静等。照料者应及时表扬儿童的此类行为，或者当着儿童的面向别人称赞他。这会鼓励、增加儿童尊重他人的行为。照料者可与儿童模拟练习接受他人的拒绝，使其学会用平静的态度接受拒绝。说谎、争吵或者不时地发出"呜呜"声，是依恋障碍儿童可能经常出现的问题，这些都是不尊重他人的行为。此时，照料者应作出适当的处理。比如对于说谎者，必须让其承认错误并对此作出补偿，如做一些体力劳动等。

2. 爱护小动物

依恋障碍儿童常常会通过虐待弱小的动物来显示力量，证实自己对周围环境的控制力。事实上，相当多的女童有残忍倾向。照料者也可在儿童接近动物的时候，以温柔、慈爱的方式亲近儿童，如把他抱在怀里或搂着他的双臂，然后问他此时对动物的感觉，比如可以问："我们现在离小动物这么近，你觉得怎么样？"

"看看小动物的眼睛，它在说什么呀？""我们这么抚摸它，它会喜欢吗？"等等。如果儿童能把对动物的不良情绪说出来，就很少会虐待它们了。如果儿童不能爱护身边的小动物，那么他们就很可能难以学会善待其他的生命，这对他们的成长是很不利的。

3. 爱护财物

儿童从对待身边周围财物的方式中学会如何对待世界上的其他事物。儿童学会爱护所有的家具、图书、课本等，从而学会去爱护其他的人和物。如果儿童破坏了某个物件，他应被暂时取消使用这一物件的权利。例如，如果儿童在阅读时，弄坏了椅子，那么在接下来的阅读时间里，他只能站着或者坐在地板上阅读。

4. 对自己的身体负责

责任心是人们生存的一大条件。依恋障碍的儿童因为存在自伤和伤人的倾向，所以，首先必须学会对自己的身体负责，学会如厕、洗澡、刷牙、洗脸等。有时儿童可能因为缺乏这些技能而显得有点脏。照料者应教会儿童这些技能，而不是因此嫌弃他们，比如每天早晨和儿童一起刷牙、洗脸，示范给他们看。要让儿童感到他们是被爱的，别人是在帮助他们。

5. 对所有物负责

儿童必须整理好自己的床铺和衣物才能开始一天的活动，这是儿童责任心的表现。一些依恋障碍儿童不能用语言或直接地表达愤怒，就会通过排泄物来发泄自己的情绪，把衣物弄脏。有些孩子会把这些脏了的衣物藏起来，试探照料者是否有足够的能力来处理这些事情，以判断他们是否值得信赖。如果发生这样的情况，照料者可让另一位儿童将衣物找出，给予一定的奖励，然后进行处理，证明自己是可以信任的。有些儿童希望自己收拾这些衣物，照料者应允许他们这么做，还可以帮忙准备好洗涤用品。

6. 对"工作"负责

照料者可以给儿童分配合适的"工作"，表示期望并相信儿童能把它做好，比如扫地、摆放桌椅等。"工作"应有明确的目标。当依恋障碍儿童努力完成"工作"并得到他人的赞赏时，他能感觉到自己对于他人来说是很重要的，自己不是一个可有可无的人。他也会从中学会如何回报他人，从而与他人建立良好的关系。

7. 纠正对关心的态度

对关心的态度关系到人们一生与他人关系的建立和保持。一些依恋障碍儿童会用哭泣等类似的行为来博得成人的关心和怜悯，以控制成人的行为。这时照料者可用各种方式，如拥抱、充满爱意的眼神、话语等，让儿童知道他并不可怜，并不无助，他和自己在一起会非常幸福，他可以信任自己。另一些依恋障碍儿童则可能对照料者的关系视若无物，不懂得感谢。

8. 学会感谢

学会感谢儿童会为自己已经拥有的感到快乐，而不会沉湎于所失去的。这是一种积极的人生态度。儿童福利院成长的孩子因为没有去自我中心化，因此，总认为别人的照顾是理所当然的，不知感谢，更谈不上永恒的感恩心理。儿童要对照料者的给予或帮助说"谢谢"，反过来，也是同样。对于大年龄的儿童，照料者可让其每天写下当天感受最深的3种情绪，并写出3件值得感谢的事情。

在干预过程中，以上8项措施可以同时进行的，并非完成了一项措施再进行下一项。它们的阶梯关系是根据程度来确定的。

(三) 依恋干预过程中应注意的几个问题

1. 一些依恋障碍儿童可能同时会有精神障碍，如儿童抑郁症，此时照料者需寻求专家的帮助，进行诊断，做必要的药物治疗。

2. 干预过程中，照料者对儿童的行为应给予有效的反馈。正确的行为要给予奖励，如给好吃的东西、拥抱、摸摸头、赞赏的微笑等等。不正确的行为应批评，如不能参加集体游戏、打扫公共卫生等。奖励和批评都要尽量利用当时的情境，尽量自然化、生活化。例如：大家一起享用晚餐的时候，某个儿童与其他孩子发生了争执，那么可以罚他一个人坐到旁边去吃，不要对他解释也不要和他说话，但照料者的态度应该是平和的。另外，反馈应具有示范性。比如，儿童要学会感谢，那么照料者之间对对方的帮助和给予也要表示感谢，作出示范。

3. 每个儿童的照料者通常不止一个，照料者之间应该互相支持和理解。因为，依恋障碍儿童很可能在不同照料者面前表现不一致，引起他们之间的矛盾，从而控制成人的行为来感觉自己的力量。遇到这种情况，照料者之间应商量如何解决问题，而不是互相指责。

4. 主要照料者不宜经常更换，且要做好随时受挫的心理准备。儿童自尊的建立是取得治疗成功的基础。但是通常儿童自尊的发展和他的进步速度不一致，儿童可能已经能够很好地完成任务，而他的自尊水平可能还很低。所以他们很可能在取得了一定的进步之后，会退步或徘徊不前。另外，一些特殊的节日或事件可能会引发儿童对过去痛苦经历的回忆，这也会影响治疗效果。

四、孤残儿童情绪和行为问题的预防

（一）不同年龄阶段的心理健康

世界卫生组织 1984 年将健康定义为："个体或组群能实现愿望，满足需要，改变或应付环境的程度。因此，健康是日常生活的手段，而不是生活的目的；它是一个积极的概念，除身体能量外，还包含社会和个人的资源。"心理健康，也称心理卫生（mental health，mental hygiene），是以积极有益的教育和措施，帮助人们维护和保持心理健康的心理学原则和方法。

心理健康的作用包括：预防心理障碍（精神疾病）的发生；制定培养健康人格的心理卫生原则和措施；根据人生各个不同年龄阶段的不同心理特点，制定出保持各年龄阶段心理健康的一般心理卫生原则和方法。

不同年龄阶段儿童的心理健康的主要任务如下。

1. 新生儿（0～3 岁）的心理健康

（1）母爱与母乳喂养。

（2）给新生儿适宜的感觉信息刺激。

（3）促进婴儿的动作与言语的发展。

（4）培养良好的行为习惯。

2. 幼儿期（3～6 岁）的心理健康

（1）充足的营养。

（2）游戏与儿童发展。

（3）断奶的心理卫生问题。

（4）大小便训练。

（5）温暖的生活氛围和照料者的榜样行为。

（6）积极的教养态度与教养方式。

（7）避免母婴分离。

3. 学龄期（6、7～11、12 岁）的心理健康

（1）入学准备和适应：如准时上学。

（2）积极的学习动机和良好的学习习惯。

（3）创造性思维的培养。

（4）健康情绪的培养。

4. 青春期（11、12～14、15 岁）的心理健康

（1）发展良好的自我意识。

（2）青少年的性教育。

（3）消除心理代沟，加强亲子沟通、师生沟通和同伴沟通。

5. 特殊问题的预防

（1）预防针对儿童的躯体虐待、精神虐待和性虐待。

（2）预防自杀。

（二）孤残儿童心理健康的预防体系

孤残儿童情绪和行为问题的预防应重于治疗。美国的心理卫生专家 Kaplan（1964）等提出的心理问题的三级预防体系，对孤残儿童情绪和行为问题的预防有现实的价值。

1. 一级预防

一级预防的目的是，防止心理障碍的发生，即减少一般人口中新的异常病例发生。特点是范围宽，且涉及建立在我们社会制度基础上的组织机构及其制度。我们都想要一个精神健康的社会，但并不意味着只有靠精神保健专家才能完成。预防的首要目的是，逐级确保每个人的身体的、心理社会的和社会文化的需要得到满足。社会及人际作用是主要方法。社会作用意味着，在政治、社会政策、立法、健康、教育上满足每个人的需求，并作出适应性的改变。这对残疾儿童的意义尤其明显。

2. 二级预防

二级预防的目的是，使轻度心理异常不致出现急性发作或转变成慢性，也试图缩短病程，减小心理障碍造成的损害和副作用。Kaplan 强调的是降低发病率及已经发现的病例的蔓延。方法：早期发现，迅速调停，这是社区心理卫生的主要目的。

3. 三级预防

三级预防的目的是，减少机能障碍的危害和后遗症。它指的是严重的精神疾病，主要目的是使病人至少保留一点人际交往和工作的能力。有学者指出，三级预防其实不是预防，其最终的合理性是减少人类明显的困扰，提供给人们有效生活的多种机会。但社会资源的限制影响了三级预防。

各年龄段儿童心理健康预防通常遵循的共同原则如下：

（1）培养健壮的体魄和饱满的精神。

（2）培养个性的健全发展，适应变化万端的环境。

（3）照料者（包括寄养和收养父母）应与孩子一起成长，加强自身修养。

本节复习题

1. 能理解儿童情绪与行为问题矫正的一般方法。

2. 能够根据相关专业人员制定矫正方案，矫正儿童的行为问题。

3. 能够根据相关专业人员制定矫正方案，矫正儿童的情绪问题。

第五章　培训指导

第一节　职业培训相关知识

学习目标：通过本节的学习，使学员了解到成为一名孤残儿童高级护理员必须掌握培训下一级护理员的方法，并能学会使用教学的辅助设备，掌握多媒体教育与培训的基本方法和相关的护理查房知识，将自身的护理技术传授给孤残儿童护理员，使他们更好地为孤残儿童服务。

随着人类社会的不断进步与发展，21世纪步入了信息化时代，以计算机和网络为核心的现代技术的不断发展，使传统的教育由一支粉笔、一块黑板的课堂教学走向"屏幕教学"，由讲授型教学向创新型教学发展，这些都离不开计算机的普及与运用，我们通过计算机了解和收集各方面的相关信息，并利用它去解决问题，因此，计算机在教育教学改革的各个领域应用相当广泛。

（一）教学设备

传统教学设备是使用的黑板、粉笔、教科书、挂图、模型、教具等进行教学；随着现代科学技术的发展，现代化的教学设备作为传播媒体如幻灯、投影、广播、录音、电视、录像、光盘、电子计算机等软硬件及其相应的组合系统，如语音实验室、多媒体电教室、电子阅览室、微格教室、多媒体电脑机房等等，都被统称为现代教学媒体。具体设备如下：

1. 视频系统

（1）电脑（PC笔记本）。

（2）实物展示台。

（3）DVD。

（4）投影机。

2. 音频系统

(1) 功放。

(2) 音箱。

(3) 话筒。

(4) 混响器。

3. 其他辅助设备

(1) 投影幕布。

(2) 中控主机和面板（控制投影机和信号源的切换）。

（二）多媒体教育与培训相关知识

随着科技的进步，多媒体已成为当今教学领域的热点。多媒体教学是一种现代的教学手段，它是利用文字、实物、图像、声音等多种媒体向学员传递信息，而多媒体教学法则是以各种电教媒体如计算机、电视、录像、投影、幻灯等为标志，以传统的教学媒体如黑板、挂图、实验、模型等为基础的多种媒体有机结合的教学方法，适时恰当地选用多媒体来辅助教学，以逼真、生动的画面，动听悦耳的音响来创造教学的文体化情景，使抽象的教学内容具体化、清晰化，使学员的思维活跃，兴趣盎然地参与教学活动，使其重视实践操作，科学地记忆知识，并且有助于学员发挥学习的主动性，积极思考，使教师以教为主变成学员以学为主，从而提高教学质量，优化教学过程，增强教学效果。

1. 多媒体教学优势

(1) 多媒体教学能提供多种表现手法，以提高教学质量

多媒体教学集图像、声音、图片、文本、动画，影视等多种媒体为一体，用图文并茂，声像俱佳，动静结合的表现手段向学员展示学习内容，以跨越时空的非凡表现力，大大增强人们对抽象事物与过程的理解与感受，从而将课堂教学引入全新的境界。这比以往单靠粉笔黑板的传统教学来说，明显会增强教学效果。

由于多媒体形象具体，动静结合，声色兼备，所以恰当地加以运用，可以变抽象为具体，调动学员各种感官协同作用，解决教师难以讲清，学员难以听懂的内容，从而有效地实现精讲，突出重点，突破难点，取得传统教学方法无法比拟的教学效果。

(2) 多媒体教学给学员提供一个轻松、丰富的学习氛围，激发学习兴趣

多媒体教学以一种全方位的方式向学员展示一个美好的世界。多种感官的刺激下，能更好地开发学员的创造力、想象力，给学员一个更好的学习空间，在音

乐的带领下，在动画的生动形象的演示下，在多姿多彩的图片展示下，学员犹如身临其境的感觉，更能体会教学内容，这样的新鲜感也可在一定程度下消除学员由于长时间坐着上课而带来的疲惫，也能调动学员学习的主动性，参与性。

多媒体教学中所体现的艺术性同时也能给学员带来丰富的知识，因为多媒体教学是综合多种教学手段的，那么它所传递的内容就不是单一的，除了它所反映的教学内容，还有其他的方面，比如音乐的欣赏，色彩的视觉效果等方面，都能传递信息，给学员一个美的享受，从而激起学员的学习兴趣。

运用多媒体教学方法，可有效地开启学员思维的兴趣，激发联想，激励探究，使学员的学习状态由被动变为主动，使学生在轻松愉悦的氛围中学到知识。

（3）多媒体教学能突出学习重点，突破学习难点，提高学习的自学能力

由于运用多媒体教学，省去了板书和擦拭的时间，能在较短的时间内向学生提供大量的习题，练习容量大大增加。这时可以预先拟好题目运用电脑设置多种题型全方位、多角度、循序渐进地突出重点难点。同时根据教学目的和学员实际，构建问题情境，激发学员主动学习的积极性、启迪学员创造学习的思维性，在培养学员自学能力的同时也提高了学员处理实际问题的应变能力。

2. 多媒体教学的方法

（1）讲授法

讲授法是教师通过简明、生动的口头语言向学员传授知识的方法。它是通过叙述、描绘、解释、推论来传递信息、传授知识、阐明概念、引导学员分析和认识问题。运用讲授法的基本要求是：

①讲授既要重视内容的科学性和思想性，同时又要尽可能地与学员的认知基础发生联系。

②讲授应注意培养学员的思维。

③讲授应具有启发性。

④讲授要讲究语言艺术。语言要生动形象、富有感染力，清晰、准确、简练，条理清楚、通俗易懂，尽可能音量、语速要适度，语调要抑扬顿挫，适应学生的心理节奏。

（2）讨论法

讨论法是在教师的指导下，学员以全班或小组为单位，围绕教材的中心问题，各抒己见，通过讨论或辩论活动，获得知识或巩固知识的一种教学方法。由于全体学员都参加活动，可以培养合作精神，激发学员的学习兴趣，提高学员学

习的独立性。

①讨论的问题要具有吸引力。讨论前教师应提出讨论题和讨论的具体要求，指导学员收集阅读有关资料或进行调查研究，认真写好发言提纲。

②讨论时，要善于启发引导学员自由发表意见。讨论要围绕中心，联系实际，让每个学员都有发言机会。

③讨论结束时，教师应进行小结，概括讨论的情况，使学员获得正确的观点和系统的知识。

（3）直观演示法

演示法是教师在课堂上通过展示各种实物、直观教具或进行示范性实验，让学员通过观察获得感性认识的教学方法。是一种辅助性教学方法，要和讲授法、谈话法等教学方法结合使用。

（4）练习法

练习法是学员在教师的指导下巩固知识、运用知识、形成技能技巧的方法。在教学中，练习法被各科教学广泛采用。练习一般可分为以下几种：

①语言的练习。包括口头语言和书面语言的练习，旨在培养学员的表达能力。

②解答问题的练习。包括口头和书面解答问题的练习，旨在培养学员运用知识解决问题的能力。

③实际操作的练习。旨在形成操作技能。

（5）读书指导法

读书指导法是教师指导学员通过阅读教科书或参考书，以获得知识、巩固知识、培养学员自学能力的一种方法。

现代化的技术必须要有现代化的思想与之相适应。老师在设计课件的时候必须要有"以学员为中心"的思想。把多媒体教学与传统教学相结合，充分发挥它们的长处，用科学性、思想性、适度的原则合理地灵活地使用多媒体，使它在教学中起到画龙点睛、恰到好处的作用。

本节复习题

1. 职业培训的设备要求。

2. 多媒体教学的优势和方法。

第二节 护理查房相关知识

（一）护理查房定义

护理查房是检查护理质量、落实规章制度、提高护理质量及护理员业务水平的重要措施，其内容包括生活护理的落实情况，并根据孤残儿童的疾病及身心的需要提供基础护理、辅助康复训练、给予简单心理护理的落实情况。

（二）护理查房作用及目的

1. 作用

护理查房是护理管理中评价生活护理实施效果，了解护理员工作性质的一种最基本、最常用、最主要的方法，其本身是护理管理系统中的重要内容，随着孤残儿童生活质量的不断提高，护理员生活照料的范围越来越大，在日常的生活护理所面临的问题也愈来愈多，因此开展生活护理业务查房有其必要性，另外护理业务查房制度是护理核心制度之一，要提高生活护理的业务水平，规范护理核心制度，就必须组织护理业务查房，以提高护理员的工作质量，更好地为孤残儿童服务。

2. 目的

（1）解决生活护理工作中的问题，不断提升生活护理内涵和质量，提高护理员的工作能力，保持生活护理工作的连续性。

（2）通过护理查房建立护理员教育训练的长效机制，让护理员学习、运用生活护理知识和技术。

（3）通过护理查房制度能有效地提高生活护理质量，并能及时解决各种生活护理问题，同时发现潜在的生活护理隐患，最大限度减少出现护理差错。

（4）护理查房也是一个建立护理员分层级管理机制，形成传帮带的管理过程。

（三）护理查房内容

1. 检查生活护理质量，尤其是长期卧床、重症残疾的孤残儿童生活护理质量。

2. 检查生活护理的服务态度、规章制度的执行情况。

3. 检查本班生活护理工作落实情况。

4. 检查生活护理记录情况。

5. 检查生活护理的操作方法。

6. 检查房间的管理情况。

7. 检查生活护理安全隐患。

(四) 护理查房要求

1. 一听、二查、三讲、四总结、五记录。

2. 对残疾较重的孤残儿童上级护理员组长 24 小时要进行查房。

3. 生活区护士长 48~72 小时内组织护理查房。

4. 查房时间一般控制在 20 分钟内。

5. 查房前准备：物品准备、孤残儿童准备、护理员准备。

6. 查房过程中：护理员汇报情况，上级护理员组长或护士长检查评估、分析情况。

(五) 一级护理查房

1. 查房人：护理员的小组长（高级护理员）。

2. 查房频次：每班系统查房一次。

3. 目的：观察、评估、了解生活护理的需求、解决问题。

4. 查房的方式与手段：询问、观察、检查等。

5. 查房对象：分管所有孤残儿童。

(六) 护理查房举例

时间：2009.5.10

地点：婴幼儿生活区

查房种类：一级查房

参加人员：12 人

查房者：吴××

记录人：孙××

床号：5 床

姓名：王××

性别：男

年龄：1 岁 3 月

来院时间：2009.5.6

残疾情况：先天性心脏病

主要内容：

1. 护理员简述孤残儿童的生活情况。

2. 护理员汇报孤残儿童存在的生活护理问题。

3. 查房人对孤残儿童进行检查的情况。

4. 基础护理质量评价：三短六洁、卧位、床单位。

5. 提问护理员：先天性心脏病生活护理应注意什么？

6. 针对孤残儿童的情况提出问题进行讨论。

7. 查房者进行分析、总结及指导。

8. 提出解决问题的方法。

本节复习题

1. 护理查房定义是什么？

2. 护理查房的作用和目的是什么？

3. 护理查房的要求是什么？

4. 护理查房的内容是什么？

参考文献

1. 徐润华，徐桂荣主编．现代儿科护理学．北京：人民军医出版社，2003.

2. 高树迎主编．儿科保健妙法．北京：人民卫生出版社，2002.

3. 赵炳华主编．儿科护理学．北京：人民卫生出版社，1988.

4. 朱念琼主编．儿科护理学．北京：人民卫生出版社，2002.

5. 李锦华主编．儿童保健学．贵阳：贵州人民出版，1988.

6. 张金哲，宋广林主编．家庭儿童保健全书．北京：科学普及出版社，1991.

7. 郭学鹏，汪翼，金正勇等主编．儿科学．北京：人民军医出版社，2003.

8. 史静敏，马士薇等主编．保育员职业培训教材．北京：中国劳动社会保障出版社，2006

9. A·卡尔著，张建新等译．儿童和青少年临床心理学．上海：华东师范大学出版社，2004.

10. Mash，E. J. ，Wolfe，D. A. （著），徐浙宁，苏雪云译．异常儿童心理（第3版）．上海人民出版社，2009.

11. Mash，E.J. & Wolf，D.A 著．孟宪璋等译．儿童异常心理学（第二版）．广州：暨南大学出版社，2004.

12. 杨晓玲主编．儿童精神障碍及行为问题的矫正．北京：华夏出版社，1995.

13. 李雪荣主编．现代儿童精神医学．长沙：湖南科学技术出版社，1994.

14. 陶国泰主编．儿童少年精神医学．南京：江苏科学技术出版社，1999.

15. 陈仲庚主编译．变态心理学．北京：人民卫生出版社，1985.

16. 世界卫生组织．ICD-10：精神与行为障碍分类．北京：人民卫生出版社，1993.

17. 中国精神病学会．中国精神疾病分类方案与诊断标准（第三版）（CCMD-Ⅲ）．北京：人民卫生出版社，2001.

18. 吕静主编. 儿童行为矫正手册. 杭州：浙江教育出版社，1992.

19. 沈渔邨主编. 精神病学（第三版）. 北京：人民卫生出版社，1999.

20. 庞丽娟，李辉. 婴儿心理学. 杭州：浙江教育出版社，1993.

21. 桑标主编. 当代儿童发展心理学. 上海：上海教育出版社，2003.

22. 申继亮等. 当代儿童青少年心理学的新进展. 杭州：浙江教育出版社，1993.

23. 王耘，叶忠根，林崇德. 小学生心理学. 杭州：浙江教育出版社，1993.

24. 代颖铭编著. 教你听懂婴儿的啼哭. 北京：中国轻工业出版社，2001.

25. Caton, C. E. & Allen, J. 著，王丽译. 学前儿童课程：一种创造性游戏模式. 北京：中国轻工业出版社，2002.

26. Christine Langlois 主编，王文娟，吴海玲译. 与孩子共同成长. 北京：中国轻工业出版社，2000.

27. Christine Langlois 主编，王文娟，吴海玲译. 培养卓越儿童. 北京：中国轻工业出版社，2000.

28. Jackman, H. L. 著，杨巍等译. 早期教育课程：架起儿童通往世界的桥梁. 北京：中国轻工业出版社，2002.

29. Pearce, J. 著，李赛译. 婴幼儿睡眠指南. 北京：中国轻工业出版社，2001.

30. 美国费城儿童指导中心编著，马春华，薛松奎译. 儿童与青少年情感健康. 北京：中国轻工业出版社，2000.

31. Miltenberger, R. G. 著，胡佩诚译. 行为矫正的原理与方法. 北京：中国轻工业出版社，2000.

32. T. E. Wilens 著，汤宜朗，王刚译. 直言相告：儿童精神健康与调节. 北京：中国轻工业出版社，2000.

33. Kaduson, H. G.. & Schaefer, C. E. 主编，刘稚颖译. 儿童短程游戏治疗. 北京：中国轻工业出版社，2002

34. Rose, S. D. 著，翟宗悌译. 青少年团体治疗：认知行为互动取向. 上海：华东理工大学出版社，2003.

35. American Psychiatry Association.（1992）Diagnostic and Statistical Manual of Mental Disorders（4th ed.）（DSM-Ⅳ）.

36. Braswell, L. , Bloomquist, M. L. Cognitive-behavioral therapy with ADHD children. The Guilford Press. 1992

37. Cullinan, D. Students with emotional and behavior disorders: An introduction for teachers and other helping professionals. New Jersey: Pearson Education, Inc. 2002

38. Hughes, D. A. Facilitating Developmental Attachment. Jason Aronson Inc. 1997

39. Izard, C. E. Human Emotions. New York: Plenum Press. 1977.

40. Izard, C. E. Measuring Emotions in Infants and Children. New York: Cambridge University Press. 1982.

41. Izard, C. E. , Kagan, K. , & Zajonc, K. (Eds.) Emotion, Cognition, and Behavior. Cambridge: Cambridge University Press. 1984.

42. Levy, T. M. (2000) Handbook of attachment interventions. Academic Press.

43. Russ, S. W. , Ollendick, T. H. Handbook of Psychotherapies with Children and Families. New York: Kluwer Academic/Plenum Publishers. 1999.